Das Buch

Der Schriftsteller Jakob Hein arbeitet seit mehr als zwanzig Jahren als Psychiater. Und er liebt seinen medizinischen Beruf mindestens genauso sehr wie das Verfassen von Romanen. Kein Wunder, denn auf beiden Gebieten kann er das umsetzen, was ihn am meisten ausmacht: seine liebe- und humorvolle Zugewandtheit dem Menschen gegenüber.

In diesem Buch nimmt Jakob Hein die Leser mit auf eine Reise durch seinen Alltag als Psychiater. Er erzählt von den Fragen und Bedürfnissen seiner – und dabei auch von seiner Skepsis gegenüber einengenden Diagnosen und der Geste des Experten. Er berichtet von hilfreichen Gesprächen, Placebos und Medikamenten. Vor allem aber macht er begreifbar, dass jeder Mensch den Code zum Schatz seines Lebens in sich trägt und es immer aufs Neue darum geht, diesen zu entschlüsseln. Und dass die allermeisten Weisheiten zum Menschen stimmen. Oder auch nicht. Denn: Hypochonder leben länger!

Der Autor

Jakob Hein, geboren 1971 in Leipzig, lebt seit 1972 mit seiner Familie in Berlin. Er arbeitet als Psychiater. Gründungsmitglied der »Reformbühne Heim und Welt«.

Zu seinen bekanntesten Büchern gehören *Mein erstes T-Shirt* (2001), *Herr Jensen steigt aus* (2006), *Wurst und Wahn* (2011), *Kaltes Wasser* (2016) und *Die Orient-Mission des Leutnant Stern* (2018).

Jakob Hein

Hypochonder leben länger

und andere gute
Nachrichten aus meiner
psychiatrischen Praxis

Kiepenheuer & Witsch

Aus Verantwortung für die Umwelt hat sich der
Verlag Kiepenheuer & Witsch zu einer nachhaltigen
Buchproduktion verpflichtet. Der bewusste Umgang mit
unseren Ressourcen, der Schutz unseres Klimas und der
Natur gehören zu unseren obersten Unternehmenszielen.
Gemeinsam mit unseren Partnern und Lieferanten
setzen wir uns für eine klimaneutrale Buchproduktion
ein, die den Erwerb von Klimazertifikaten zur
Kompensation des CO_2-Ausstoßes einschließt.

Weitere Informationen finden Sie unter
www.klimaneutralerverlag.de

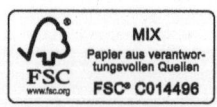

© 2020, 2022, Verlag Kiepenheuer & Witsch, Köln
Alle Rechte vorbehalten
Covergestaltung Manja Hellpap und Lisa Neuhalfen, Berlin
Lektorat Esther Kormann
Gesetzt aus der Eskorte Latin
Satz: Buch-Werkstatt GmbH, Bad Aibling
Druck und Bindung: GGP Media GmbH, Pößneck
ISBN 978-3-462-00279-9

Inhalt

Irrenarzt 9

Der Psychiater, der ich nicht bin 17

Kennen Sie Argan? 29

Niedergelassen und niedergeschlagen 37

Rund um die Uhr 47

Hypochonder leben länger 57

Es heißt ja nicht Schweigerecht 67

Problemlöser 75

Die Rolle als Arzt 85

Das Orakel vom Heinrich-Heine-Platz 95

Zauberkünstler 103

Die eine Sache, die ich
    selbst herausgefunden habe 113

Ein klares und entschiedenes Jein 119

Ich habe keine Ahnung,
    was Kurt Cobains Problem war 133

Ein männlicher Therapeut 141

Ein »ja«, das ich stets verneine 151

Experte für Hochbegabung 159

Pubertät ist nicht heilbar 171

Für oder gegen Cannabis 179

Menschenfreund 189

Warum ich oft die Diagnose
    meiner Patienten nicht weiß 199

Tabulose Therapie 211

Experte 221

Der folgende Text spiegelt ausschließlich die Meinung des Autors wider. Jegliche verwendeten Namen und Personen sind fiktiv, Ähnlichkeiten mit tatsächlichen Personen sind zufällig und nicht beabsichtigt. Wird im Text die weibliche Form verwendet, sind in der Regel auch männliche Personen gemeint und umgekehrt.

Für die Idee zu diesem Buch möchte ich der Wissenschaftsjournalistin Kerstin Kullmann danken. Am Rande eines Gesprächs fragte sie mich, warum ich denn nie über meine Arbeit als Psychiater schreibe. Ich antwortete ihr, dass ich dazu keine rechte Lust hätte, weil viele Menschen bereits eine genaue Vorstellung von meinem Beruf hätten ohne den Schatten einer Ahnung.

»Dann schreiben Sie doch einfach *Der Psychiater, der ich nicht bin*«, schlug sie vor.

Diesen Vorschlag von Frau Kullmann fand ich wunderbar. Er öffnete mir gedanklich eine Tür. Zwar wollte ich immer noch nicht darüber schreiben, was ich für ein Psychiater bin. Aber den Psychiater zu beschreiben, der ich *nicht* bin, das fand ich einen guten Ansatzpunkt. Und so entstand im Laufe der vergangenen Jahre dieses Buch.

Irrenarzt

*»Schwer stelle ich mir Ihren
Beruf vor. Sehr schwer!«*

Psychiater wollte ich schon in meiner Jugend werden. Damals rollte gerade mal wieder eine Psychowelle durchs Land. In den Zeitschriften gab es Berichte von Experten, die allein aus der Körperhaltung, in welcher ein Mensch im Bett schläft oder wie er sich einen Kaffeekrümel von der Lippe zupft, ablesen konnten, welche sexuellen Fantasien der Krümelzupfer zu verbergen suchte. Insbesondere wussten diese Experten auch das, was die Objekte ihrer Analysen nicht einmal selbst von sich wussten: Wer gern aufräumte, war anal fixiert, wer rauchte, war oral fixiert und wer gern Handball spielte, war vermutlich manual fixiert. Die Experten drückten sich unvorstellbar kompliziert aus und waren in ihren Analysen völlig sicher, frei von Zweifeln. Sie konnten mit letztgültiger Sicherheit die psychische Verfassung ganzer Gruppen von Menschen auf den Punkt bringen.

Da ich so wie viele in der Jugend gerade eine Zeit durchlebte, in der ich auf intensive Weise meine eigene Psyche nicht verstand, erschien mir die Vorstellung, irgendwann nicht nur dieses Dilemma zu lösen, sondern auch noch die Psychen anderer Menschen zu verstehen, äußerst verlockend. Nahezu schon paradiesisch kam mir damals der Gedanke vor, die Psyche von Frauen verstehen zu können. Das hätte mich von allen meinen männlichen Freunden unterschieden und auch von einigen weiblichen. Ein angenehmer Nebeneffekt meiner Begeisterung für die Psychiatrie war, dass ich endlich eine Antwort auf die Frage parat hatte, mit der Jugendliche von Erwachsenen am häufigsten gequält werden. Ich konnte jetzt sagen, dass ich Psychiater werden wolle, aus einem mir nicht bewussten Grund konnte ich diesen Wunsch sogar noch konkretisieren: Ich wollte Kinder- und Jugendpsychiater werden. Das klang kompliziert und spezifisch und schob ungewollten Berufsberatungen auf Familienfesten einen Riegel vor. Sogar unter Gleichaltrigen war mein Berufswunsch auf eine leicht gruselige Art akzeptabel.

Meine Eltern fanden meine Faszination interessant und wesentlich unterstützenswerter als meine vorherige Idee, irgendeine Art von Künstler werden zu wollen. Darum kauften sie mir Bücher zum Thema, Klassiker der psychologischen und psychotherapeutischen Literatur. Mit viel Interesse und oft auch einiger Mühe las ich und las, manchmal verstand ich etwas, häufiger ergaben sich neue Fragen. Und je mehr ich eintauchte in die komplexen Fragestellungen, desto interessanter wurde das Gebiet für mich. Obwohl ich irgendwann sicher war, dass auch der beste Kenner der menschlichen Psyche nicht über eine Art psychologischen Röntgenblick verfügt, mit dem er die Seele seines Gegenübers durchschauen kann, unabhängig davon, ob der das möchte oder nicht, war mein Wunsch, Psychiater zu werden, nicht kleiner geworden, sondern sogar gewachsen.

In der ersten Zeit war ich davon ausgegangen, dass ich für die Ausübung dieses Berufes Psychiatrie studieren müsste. Wie die meisten Menschen hatte ich keine Ahnung von den Unterschieden zwischen Psychologie, Psychiatrie, Psychotherapie und Psychoanalyse. Irgendwie, so nahm ich an, war das bestimmt alles dasselbe. Meine Eltern kamen aus der Welt von Theater und Film, wo die Grenzen zwischen Dramatiker, Dramaturg, Redakteur und Regisseur auch fließend waren. Alle hatten Germanistik studiert und waren der Meinung, den eigentlich entscheidenden künstlerischen Beitrag geleistet zu haben.

Da ich niemanden kannte, der Psychiatrie studiert hatte und das Fach auch im Fächerkatalog der Uni nicht gelistet war, vermutete ich stark, Psychologie studieren zu müssen, um später Psychiater werden zu können. Warum ich ausgerechnet diesen Beruf anstrebte und nicht Psychologe werden wollte, kann ich heute nicht mehr sagen. Ich bin mir jedenfalls absolut sicher, dass es nicht an einem unbewussten Verlangen lag, Medikamente zu verschreiben.

Irgendwann fand ich heraus, dass ein Psychiater zunächst Medizin studieren muss. Das war eine Überraschung. Warum sollte man dröge Fakten über die Leber und das Sprunggelenk lernen, wenn man doch nur psychisch Kranken helfen wollte? Das erschien mir wie eine merkwürdige Verschwendung von Zeit und Wissen. Dasselbe Gefühl sollte ich übrigens kurze Zeit später bei meinen Kommilitonen wiederfinden, die Chirurgen oder Internisten werden wollten und sich nun fragten, warum sie hier in einem Seminarraum saßen und etwas über Freuds Strukturmodell der Psyche lernen mussten. In jedem Fall fügte ich mich in die Notwendigkeiten und bewarb mich erfolgreich für ein Studium der Humanmedizin.

Das – sagen wir mal: traditionelle – Medizinstudium bereitete mir an seinem Anfang ziemliche Schwierigkeiten. Weitgehend losgelöst von Menschen oder Medizin sollte man die physikalischen, biologischen und biochemischen Grundlagen der Humanmedizin pauken. Diese Zeit, die vor allem aus unfassbar schweren Prüfungen bestand, habe ich auch darüber hinaus als große Prüfung empfunden. Mir kam das Ganze wie ein brennender Reifen vor, durch den alle Medizinstudenten springen mussten, wenn sie auf die richtige Seite des Studiums kommen wollten. Niemand interessierte sich dafür, ob wir vor dem Studium irgendwas gelernt hatten oder vielleicht sogar schon etwas konnten. Zwei Jahre lang ging es nur darum, genügend Fakten auswendig zu lernen, um in der nächsten Prüfung nicht durchzufallen. Erklärtes Ziel war die Note vier. Bekam ich gelegentlich (selten) eine bessere Note, nahm ich das erstaunt zur Kenntnis, war aber innerlich schon wieder damit beschäftigt, die nächste Hürde knapp überspringen zu können.

Wir trafen in der Zeit auf keinen lebenden Patienten und unsere Lehrer gaben sich auch größtenteils keine Mühe, irgendeinen Bezug ihrer Fächer zu einer medizinischen Realität herzustellen. Die wichtigste Begründung für das Auswendiglernen war, dass es eben sein musste. Ich hatte immer das Gefühl, dass wir gewissermaßen Geiseln waren und für jede unqualifizierte Frage eines klinisch tätigen Arztes an eine Biochemikerin oder einen Anatomen büßen sollten. Würden wir erst mal geschafft haben, selbst Ärzte zu sein, dann könnten sie uns nicht mehr unterwerfen, darum schienen sie uns prophylaktisch zu bestrafen.

Viele meiner Freunde studierten irgendwas mit Kunst oder Medien. Wenn ich mich manchmal früher von einer Feier verabschiedete oder nicht zu einem Festival mitkommen konnte, weil ich noch lernen musste, sagten sie oft: »Schade! Wann ist denn die Prüfung?« Wenn ich ihnen dann zu verstehen gab, dass diese Prüfung, auf die ich mich gerade vorbereiten musste, in zwei oder drei Monaten stattfinden würde, änderte sich ihr Gesichtsausdruck. Sie schauten mich entsetzt und enttäuscht an, wie um zu sagen: »Dann sag doch, dass du keine Lust hast mitzukommen, und schiebe nicht irgendeine fiktive Prüfung als Ausrede vor.« Denn wenn sie für eine Prüfung in Kunst oder Medien lernen mussten, dann höchstens ein, zwei Wochen lang. Aber ich lernte über Wochen und Monate. In den schlimmsten Zeiten verließ ich die Wohnung nur, um Lebensmittel zu kaufen. Die Welt da draußen kam mir dann unwirklich, wie die Kulissen eines Filmes, vor.

Zum Glück endete diese Studienphase mit dem Erwerb des Vordiploms. Wir erhielten den Titel *candidatus medicinae*, abgekürzt cand. med., ein Pseudotitel, der mehr über den Dünkel der Ärzteschaft als über den Träger des Titels aussagt. Bis heute erinnere ich mich an einen Kommilitonen, der erleichtert aufschaute, als er die Nachricht vom Bestehen seines Vordiploms bekam, und zu mir sagte: »Wenn ich demnächst sterben sollte, möchte ich aber auch, dass wenigstens *cand. med.* auf meinem Grabstein steht.« Noch merkwürdiger als dieser Wunsch erschien mir damals nur, dass ich ihn voll und ganz verstehen konnte.

Danach begann zum Glück der Teil des Medizinstudiums, der diesen Namen auch verdient hatte. Wir sprachen über Krankheiten, trafen Patienten, lernten Diagnosen zu stellen, Laborwerte zu verstehen, Methoden der Bildgebung einzusetzen. Sowohl mein Spaß am Studium als auch meine Zensuren stiegen sofort sprunghaft an. Im Nachhinein verstand ich, wozu wir Anatomie und Biochemie brauchten, und baute mir Kenntnisse auf diesen Gebieten auf. Ich bin überzeugt, dass diese Grundlagen notwendig sind, so wie jedes Haus ein gutes Fundament braucht. Aber wenn man Architekturstudenten zwei Jahre lang mit nichts als Bauvorschriften für Fundamente quält, verliert man vermutlich viele, die womöglich gute Architekten geworden wären.

Besonders schön war für mich, dass ich nach der Rundreise durch alle möglichen Arztberufe wieder zu meinem Ausgangspunkt zurückfand, Kinder- und Jugendpsychiater werden zu wollen. Keinesfalls wollte ich Chirurg werden, weil ich mich davon überzeugen konnte, dass ich dafür keinerlei Talent habe. Nicht viel anders ging es mir mit der Radiologie. In jedem Fall wollte ich direkt mit Patienten zu tun haben, aber lieber etwas weniger direkt als in der Gynäkologie. An der Inneren Medizin gefiel mir das Rauf, Runter, Mit- und Gegeneinander der vielen verschiedenen Medikamente nicht. Ganz klar fand ich die Psychiatrie am interessantesten. Und ich wünschte mir eine Arbeit mit Kindern, weil die sich ihren Witz noch nicht abgewöhnt hatten. Und so entschloss ich mich erneut, Kinder- und Jugendpsychiater zu werden, was für mein Umfeld eine deutlich geringere Überraschung war als für mich selbst.

Der Psychiater, der ich nicht bin

»Für Sie ist das bestimmt alles ganz normal.«

Als Psychiater musst du damit leben, dass die Leute ein klares Bild von deiner Arbeit haben. Genau genommen sind es zwei Bilder: erstens der vollbärtige, mindestens wunderlich zu nennende, ältere Herr, der neben der Couch dämmert, auf der gerade eine Dame mittleren Alters ihre auf eine sexuelle Minderbetätigung zurückzuführende Lebenskrise ausbreitet. Nach drei oder sieben Jahren wacht der Herr kurz aus seinem Dauerschlaf auf, sagt seiner Patientin, worauf ihr Leiden zurückzuführen ist (die sexuelle Minderbetätigung), und schläft dann weiter. Für jede Stunde berechnet er ungefähr neunhundert Euro, eher mehr. Der Mann ist ebenso unfähig wie reich. Sein ganzer Berufsstand ist Ausdruck und Beweis der Dekadenz unserer Welt und könnte ohne Konsequenzen abgeschafft werden.

Das zweite Bild, das die Menschen von der Arbeit eines Psychiaters haben, ist das eines weiß bekittelten Sadisten, der in einem Irrenhaus am Rande der Stadt hinter geschlossenen Türen arbeitet. Die dortigen »Patienten« sind allesamt in mental deutlich normalerer Verfassung als ihre in den Rollen von Ärzten und Pflegern auftretenden Gefängniswärter. Die Tätigkeit des Psychiaters besteht darin, den als Patienten deklarierten, wild schreienden, in Zwangsjacken gefesselten Gefangenen hinterrücks per Spritze oder Zwangsmaßnahmen Unmengen von Psychopharmaka zu verabreichen, die zwar völlig wirkungslos für die psychische Gesundung von Menschen sind, dafür aber ein schier unendliches Spektrum schrecklicher Nebenwirkungen verursachen.

Diese zwei Bilder der Tätigkeit von Psychiatern sind gewissermaßen Tradition, sie werden immer wieder repliziert und voneinander kopiert, in Kunstwerken wiederholt und somit perpetuiert. Seit 1971 vergeht kein Jahr in Deutschland, in dem nicht mindestens ein »Tatort« seinen zehn Millionen Zuschauern eines dieser Klischees über Psychiatrie bestätigt. Bis heute kannst du einer Filmproduktionsfirma kaum eine Geschichte anbieten, in der eine psychische Krankheit vorkommt, wenn nicht mindestens eines der landläufigen Stereotype darin bestätigt wird. Besonders übel ist daran, dass nebenbei auch die psychisch Kranken stigmatisiert werden. Denn in beiden Klischees ist ihre Krankheit nicht echt und nicht behandlungsbedürftig.

Ich war einige Jahre in unserer Klinik als Ansprechpartner für die Öffentlichkeit zuständig. Ich weiß gar nicht, wie viele Anfragen von Produktionsfirmen ich bekam, bei welcher Firma wir denn unsere Zwangsjacken beziehen würden. Im Internet hatten sie wohl nichts gefunden. Wenn ich ihnen sagte, dass ich Zwangsjacken nur aus Filmen über die Psychiatrie, nicht aber aus der Psychiatrie selbst kennen würde, war ihre Enttäuschung fühlbar. Vielleicht dachten sie, dass unsere wahre Bezugsquelle geheim sei. Es ist schon gruselig, wie schlimm sich manche Filme die Psychiatrie wünschen, um sie dann dafür zu verurteilen.

In den Psychiatrien dieser Filme wird nie einem Menschen geholfen. Hier werden nur Gesunde krank gemacht und psychisch Kranke noch stärker in ihr Leid gestürzt. Das alles ist ärgerlicher Unsinn, denn bei allen Schwierigkeiten und Grenzen unserer Arbeit können wir schon sehr vielen Patienten gut und sehr gut helfen. Und wenn nur ein suizidaler Patient wegen dieser Filmklischees und Klischeefilme nicht zum Psychiater geht, dann ist das ein Mensch, dem wir lieber geholfen hätten.

In meiner Familie gibt es Mathematiker und Physiker und vermutlich leben zumindest zusammengenommen genauso viele Mathematiker und Physiker wie Psychiater in Deutschland. Doch ihnen gegenüber hat niemand Vorurteile über ihre Arbeit oder darüber, was für Menschen diese Berufe ausüben. Denn neben Vorurteilen über unsere Arbeit gibt es noch einen Riesensack an Vorurteilen über Psychiater selbst, insbesondere das eine: Wir sind nämlich allesamt selbst verrückt.

Vorurteile haben trotz ihres schlechten Rufs überraschend viele Vorzüge. Auch wenn wir gern anders von uns denken, blickt doch fast jeder von uns mit vielen, vielen Vorurteilen auf die Welt. Statt uns aufgrund der detaillierten Analyse aller vorhandenen Fakten und Informationen unsere Meinung zu bilden, beurteilen wir Personen und Situationen aufgrund vorher gemachter Erfahrungen. Wir grübeln nicht stundenlang, ob wir auf die Argumente eines schwer Betrunkenen eingehen sollen, der gerade die Relativität der Zeit infrage stellt, sondern entfernen uns möglichst weit von ihm. Dabei ist nicht auszuschließen, dass er hochinteressante Erkenntnisse mit uns teilen könnte, aber wir haben Vorurteile ihm gegenüber und dem, was er so in diesem Zustand von sich gibt. Vorurteile sparen jede Menge Zeit, die man sonst für Betrachtung und Analyse verwenden würde.

Ich hatte einmal das Privileg, die Abschlussveranstaltung zum Psychiatriekurs vor einem ganzen Jahrgang von Medizinstudentinnen zu halten. Ich zeigte Filmbeispiele psychischer Störungen aus der Fernsehserie *Die Simpsons* und erläuterte deren diagnostische Einordnung. Die Idee dahinter war, das in den vergangenen Wochen Gelernte auf humorvolle Weise zu vertiefen. Nachdem sich die Studentinnen über die Veranstaltung gefreut zu haben schienen, bot ich an, noch abschließende Fragen für die bevorstehende Prüfung zu beantworten. Fragen, die sich in den letzten Kurswochen ergeben hätten, ohne dass die Studierenden diese Fragen hätten loswerden können. Nach einem längeren Schweigen ging schließlich eine Hand in die Höhe. Eine Studentin erhob sich in der letzten Reihe und fragte mich: »Wie kommt es eigentlich, dass alle Psychiater immer einen an der Klatsche haben?«

Zur Ehrenrettung des Jahrgangs muss ich sagen, dass die Mehrheit der Studierenden nach dieser Frage peinlich berührt war. Sicher nicht so peinlich wie ich, der ich zunächst einige Sekunden brauchte, meine Emotionen zwischen Wut und Weglaufwunsch wieder in den Griff zu bekommen. Im Grunde hatte sie damit auf vielfältige Weise unter Beweis gestellt, dass sie das Kursziel nicht erreicht hatte. Erstens hatte sie noch nicht genügend Psychiaterinnen und Psychiater kennengelernt, die vollkommen unauffällig durch das Leben gehen, zweitens hatte sie nicht verstanden, dass psychische Krankheiten so wie alle anderen Erkrankungen nicht zum Stigmatisieren der betroffenen Menschen verwendet werden sollten. Und drittens fragte ich mich, ob es nicht heißen musste: » ... eine Klatsche haben ...« denn zumindest in meiner Jugend war das der Ausdruck für »verrückt sein« und wenn man ohnehin schon »eine Klatsche hat«, was sollte es dann bedeuten, an ebenjener Klatsche auch noch etwas zusätzlich zu haben. Das wäre ja so, als ob man einen Garten an der Datsche hätte, einfach eine Tautologie. Gerade den semantischen Teil meiner Kritik wollte ich mit der jungen Kollegin lieber nicht besprechen, denn das hätte sie in ihrer Einschätzung vermutlich noch bestärkt.

Es gibt wohl kaum Vertreter anderer Berufe, die sich derart unverhohlen plumpe Ressentiments anhören müssen. Außerdem sollte man sich allein in Hinblick auf schriftliche Prüfungen merken, dass praktisch jede Aussage über Angelegenheiten des Menschen, in denen die Worte »immer«, »alle«, »nie« und »keiner« vorkommen, falsch sind. Ich merke es mir so: »Sätze mit immer, nie, alle und keiner stimmen alle immer nie und keiner von ihnen ist richtig.« Das ist zwar wenig elegant formuliert, aber Eselsbrücken mit kleinen Schönheitsfehlern kann man sich leichter merken als solche ohne. Auch das war eben eine Eselsbrücke, aber die mit »immer« und »nie« können Sie sich bestimmt leichter merken, oder?

Ich frage mich natürlich häufig, wie es eigentlich kommt, dass Psychiaterinnen und Psychiater solchen Vorurteilen ausgesetzt sind. Dazu habe ich zwei Hypothesen: Erstens ist das Vorurteil einfach falsch, so wie die meisten gruppenbezogenen Vorurteile im konkreten Fall unzutreffend sind. Und jeder Psychiater, den irgendeiner kennt, vorzugsweise die Cousine der Nichte eines Arbeitskollegen, der sich auffällig verhält oder verhalten hat, wird gern, dauerhaft und überregional für dieses Vorurteil herangezogen. Und es findet natürlich bei Psychiatern besondere Beachtung, wenn sie sich psychisch auffällig verhalten, ähnlich wie einem die schlechte Haut einer Dermatologin sofort ins Auge fiele. Außerdem braucht jeder einen guten Grund, warum er einen bestimmten Dienstleister nicht mehr aufsucht. Der Friseur schneidet die Haare schlecht, das Gemüse des Händlers ist nicht mehr frisch, die Tabletten des

Internisten helfen nicht gut, aber was soll man schon vom Psychiater sagen?

Dass man selbst ein ungepflegtes Individuum sein könnte, das die Pflegehinweise des Friseurs in den Wind schlägt, das das wenige Gemüse falsch lagert und nicht isst und lieber vergammeln lässt und das die Tabletten gegen den hohen Cholesterinspiegel vorzugsweise mit Bauernfrühstück oder Sahnetorte verzehrt – wer möchte darüber schon nachdenken? Nur was könnte der Fehler des Psychiaters sein? Er ist natürlich selbst verrückt, darum haben seine Ratschläge gegen die Alkoholabhängigkeit kein bisschen geholfen.

Zweitens glaube ich, dass wir Psychiaterinnen und Psychiater sehr viel mit dem Thema psychische Normalität zu tun haben. Dadurch haben wir gelernt, dass die psychische Normalität viel weiter gefasst ist, als es die meisten Menschen wahrhaben wollen. Ist man beispielsweise überzeugt, ein Gesandter des Planeten Mars auf der Erde zu sein, und folgt aus dieser Überzeugung kein Problem für den Marsmenschen selbst oder seine Mitbewohner hier auf der Erde, außer dem Umstand, dass ihm die Mehrzahl der Erdmenschen widersprechen wird, so ist das aus psychiatrischer Sicht nicht unbedingt ein behandlungsbedürftiger Zustand.

»Na, hören Sie mal, das ist doch nicht normal!«, wird einem der eine oder die andere Angehörige wütend entgegenschnauben. »Da müssen Sie doch was machen. Ich denke, Sie sind Psychiater!«

Doch wir können da nur mit den Schultern zucken. Nach Ansicht der meisten Menschen ist das sicher nicht normal, aber es ist die Art von Unnormalität, für die wir uns nicht zuständig fühlen. Schließlich behandeln wir

Patienten, also Leidende, und wenn die Menschen nicht leiden, fühlen wir uns in der Regel nicht bemüßigt, ihnen zu helfen, von welchem Planeten sie nun auch kommen mögen.

Durch unseren Umgang mit der Normalität des menschlichen Miteinanders und ihren Außenbereichen haben vielleicht einige von uns die Schamhaftigkeit gegenüber unseren eigenen Schwächen abgelegt. Ein Kollege von mir kam zum Beispiel täglich mit zwei Hunden der Rasse Mops zu seinem Arbeitsplatz, ich möchte hier auf die sich nahezu zwangsläufig ergebenden Wortspiele verzichten, ich bin mir sicher, dass er sie alle schon mehrfach gehört hat. Ich selbst spiele mit meinen Patienten gern *Bop it!*, ein Spiel, bei dem man gegen einen ziemlich hässlichen Plastikklotz schlagen muss, und bestimmt habe ich noch weitere Macken, die ich nicht einmal in der Lage bin zu erkennen. Legt man nun eine sehr engherzige Lesart von Normalität zugrunde, so kann man vielleicht tatsächlich zu der Schlussfolgerung kommen, dass Psychiater alle selbst nicht normal seien. Aber das liegt mehr im Auge des Betrachters als im Gegenstand seiner Betrachtungen. Es hängt mit kognitiver Dissonanz zusammen, über die später noch zu reden sein wird.

Wer sind also meine Patientinnen und Patienten, wenn sie weder hobbylose Milliardärsgattinnen noch schreiende Psychomörder sind? Ich bekomme diese Frage oft gestellt und meine spontane Antwort war lange: »Menschen wie du und ich.« Aber ich musste feststellen, dass diese Antwort mein Gegenüber verunsicherte, ich glaube vor allem das Wort »Du« darin. Also versuchte ich es mit: »Ganz normale Menschen.« Dabei scheint es sich jedoch um ein Paradoxon zu handeln, denn warum sollten sich »ganz normale« Menschen in psychiatrische Behandlung begeben?

Wenn es einen einzigen Begriff gibt, mit dem ich als Psychiater ein besonderes Problem habe, dann ist es das Wort *normal*. Und dabei geht es noch nicht einmal um dieses Wort, gern würde ich Menschen im Allgemeinen und meinen Patienten im Besonderen bestätigen, sie seien *normal*. Das Problem besteht für mich darin, dass dieser Begriff eine Dichotomie, eine Zweigeteiltheit der Welt impliziert, die ich nicht teile, nämlich in Dinge auf dieser Welt, die *normal* sind, und eben Dinge, die *unnormal* sein sollen. Ich finde diese Zweiteilung sehr problematisch und unvorteilhaft. Denn wer genau sollte entscheiden dürfen, wo diese Grenze verläuft? Meiner Meinung nach sollten das weder Politiker noch Psychiater sein. Die Politik sollte definieren, welche Verhaltensweisen nicht akzeptabel für ein verträgliches gesellschaftliches Miteinander sind, und die Psychiatrie sollte denen helfen, die unter ihrem Verhalten oder dem ihrer Mitmenschen leiden.

In jedem Fall finde ich meine Patientinnen und Patienten nicht unnormal. Sie haben Probleme, sie leiden unter einer psychischen Krankheit oder unter sehr schwierigen Lebensumständen, aber sie sind nicht unnormal. Besonders hat sich mir eine Episode eingeprägt, als ich einen jungen Mann, der sich mit einer akuten Psychose in der Rettungsstelle vorgestellt hatte, auf unsere Akutstation begleitete. Der Mann litt akut unter starkem Verfolgungswahn und hörte Stimmen, mit denen er auch Gespräche führte. Er war drogenabhängig und ihm drohte die Obdachlosigkeit. Alle gängigen Vorstellungen von psychischem Anderssein trafen gewissermaßen auf diesen Mann zu. Ich begleitete ihn lieber zu der Station, damit er dort sicher ankam. Bei akuten psychischen Erkrankungen besteht ein hohes Suizidrisiko, weil die Patienten diese schwerste Veränderung ihres Erlebens kaum aushalten können. Der Patient hatte nichts gegen meine Begleitung, er rauchte auf dem Weg und diskutierte unablässig mit seinen Stimmen.

Doch kurz bevor wir auf der Station eintrafen, schaute er mich plötzlich an und sagte: »Wo genau bringen Sie mich eigentlich hin?«

»Auf die Station 155«, sagte ich sowohl wahrheitsgemäß wie auch ausweichend. Wir gingen währenddessen weiter auf die Stationstür, unser nur noch wenige Meter entferntes Ziel, zu. Ich hatte Sorgen, dass mir mein Patient so kurz vor dem Ziel noch abhauen könnte.

»Was ist denn das für eine Station?«, fragte er.

»Von unserer Klinik für Psychiatrie und Psychotherapie«, sagte ich. Es war mir sehr wichtig, dass wir es auf die Station schafften.

»Aber nicht, dass da lauter Irre herumlaufen?«, sagte er.

»Nein«, konnte ich ihn da beruhigen, »da sind nur Menschen wie Sie und ich.«

Kennen Sie Argan?

*»Die meisten Menschen
sterben an ihren Arzneien, nicht
an ihren Krankheiten.«*

Häufig werde ich gefragt, was ich mit den Menschen mache, die bei mir in der Praxis einen Termin vereinbaren, in dessen Verlauf ich herausfinde, dass diese Person *gar nichts hat*. Ich bin schon häufig solchen Patienten und Patientinnen begegnet, allerdings nur in deutschen Fernsehfilmen.

Warum sollte ein Mensch sich die Mühe machen, einen Termin bei einem Psychiater zu vereinbaren, wenn dieser Mensch sich psychisch völlig stabil fühlt? So schwer, wie es derzeit ist, einen Termin bei einem Psychiater zu bekommen, wäre diese Person am Ende des Terminfindungsprozesses zumindest leicht instabil.

Und angenommen, es wäre so, dass ein Mensch psychisch völlig gesund ist, stabil sein Leben bewältigt, keine Abhängigkeit erzeugenden Substanzen konsumiert, keine Wahrnehmungsstörungen hat und nicht unter Beziehungsstörungen leidet, dieser hypothetische Mensch sich dann aber entschließt, einen Termin bei einem Psychiater zu vereinbaren, welches Ziel würde er dann verfolgen? Würde er mich darum bitten, ihm seine psychische Stabilität zu attestieren, und müsste es nicht ein Teil von psychischer Stabilität sein, dass man sich ihrer selbst sicher ist? Wenn man sich psychisch einerseits stabil fühlt, andererseits einen Psychiater aufsucht, um sich dies bestätigen zu lassen, darf man sich nicht wundern, wenn Letzterer Zweifel an Ersterem anmeldet.

Vielleicht macht er diesen Termin aber auch aus, um dem Arzt zu beweisen, welch lächerlicher Pseudowissenschaft dieser nachgeht. Obwohl der Patient weiß, dass er völlig stabil ist, »behandelt« (Anführungszeichen gewissermaßen nicht von mir) ihn dieser sogenannte Arzt trotzdem und stellt ihm sogar noch eine »Diagnose«, obwohl er, der Patient, überhaupt kein Problem hat und sich bester psychischer Gesundheit erfreut. Tatsächlich würde ich auch in diesem Fall meine Zweifel an der Stabilität des Patienten anmelden. Wer so viel Zeit und Energie investiert, um einem anderen zu zeigen, dass er seine Arbeit verachtet, der hat ein aus meiner Sicht nicht zu vernachlässigendes Problem. Eine andere Frage wäre, ob ich Lust hätte, ihn zu behandeln.

Um die Sache noch komplizierter zu machen, gibt es auch die seltenen artifiziellen Störungen. Das sind Störungen, die tatsächlich darin bestehen, dass die Patienten ihre Symptome erfinden oder schlimmer darstellen, als sie diese empfinden. Meist geschieht das zur Erzielung eines sogenannten Krankheitsgewinns. Dieser kann eine gewünschte Berentung oder eine mildere juristische Bestrafung sein. Doch wird es dem erfahrenen Psychiater nicht sehr schwerfallen, diese Patienten zu identifizieren. Die Diagnose, mit der sich der Patient vorstellt, mag nicht zutreffend sein, das dahinterliegende Problem ist in der Regel erheblich.

In diesen Zusammenhang passt, dass es Menschen mit komplizierten psychischen Problemlagen gibt. Solange sie nicht in einem bestimmten Kontext stehen müssen, geht es ihnen gut. Wenn es ihnen aber *offiziell* gut geht, sind sie verpflichtet, wieder in den Kontext zurückzukehren, in dem es ihnen äußerst schlecht geht. Ein Beispiel sind Menschen, die auf ihrem Arbeitsplatz Mobbing ausgesetzt sind. Ich muss hier nicht darauf eingehen, wie schrecklich und traumatisierend das sein kann. Aber für das System entsteht oft ein Problem: Auf der Arbeit wird der Mensch sofort arbeitsunfähig krank, da er den Belastungen nachvollziehbar psychisch nicht gewachsen ist.

Ist er aber »krankgeschrieben«, geht es ihm sofort wieder gut. Der betreffende Mensch ist nicht selten in Bälde wieder stabil und belastbar. Eigentlich müsste man ihn nun »gesundschreiben«, er würde auf seinen Arbeitsplatz zurückkehren und umgehend erneut dekompensieren. Diese Patienten sehen sich gezwungen, auch im Zustand relativer Gesundheit zumindest ihrem Arzt gegenüber sich so zu verhalten, wie es ihnen ginge, wenn sie noch auf ihrem krank machenden Arbeitsplatz wären.

Umfassend beschrieben ist dieses Dilemma von Joseph Heller in »Catch 22«, einem meiner Lieblingsromane über eine amerikanische Luftwaffenstaffel im Zweiten Weltkrieg: »[Er] müsste verrückt sein, noch mehr Einsätze zu fliegen, und bei gesundem Verstand, dies abzulehnen, aber bei gesundem Verstand müsste er die Einsätze fliegen. Wenn er die Einsätze flog, war er verrückt und musste nicht fliegen, aber wenn er es nicht wollte, war er gesund und musste die Einsätze fliegen.«

An dieser Stelle ein kurzer Exkurs zum Thema »Krankschreibung«: Entgegen der verbreiteten Meinung dienen die gelben Formulare nicht dazu, dass Ärzte ihre Patienten damit »krankschreiben«. Der feine, aber wichtige Unterschied ist, dass wir unseren Patienten eine »Arbeitsunfähigkeit« bestätigen, was natürlich in der Regel auf einer ärztlichen Diagnose beruht. Allerdings wünschen wir unseren Patienten natürlich, dass diese in der Zeit ihrer Arbeitsunfähigkeit alles dafür tun, schnellstmöglich wieder gesund zu werden, was in der Regel auch die Wiedererlangung ihrer Arbeitsfähigkeit bedeutet. Das kann aber gerade im Bereich psychischer Probleme bedeuten, im Park spazieren zu gehen, Tennis zu spielen, die Schwimmhalle aufzusuchen oder mit dem Kind den

Spielplatz. Die Bescheinigung der Arbeitsunfähigkeit ist kein ärztlicher Stubenarrest, im Gegenteil würde bei einigen Störungsbildern die Vermeidung von Bewegung an frischer Luft zu einer Verlängerung der psychischen Störung führen.

Nun könnte man argumentieren, dass ich psychisch gesunde Pseudopatienten aufgrund meiner *déformation professionelle* nicht korrekt identifizieren kann und mir insofern bereits einer, wenn nicht mehrere Patienten begegnet sein könnten, die keine behandlungsbedürftige psychische Störung hatten. Und es stimmt: Das Arzt-Patienten-Verhältnis ist ein Vertrauensverhältnis und wenn einer der Beteiligten lügt, dann ist das ein Problem. Auch eine Neurologin weiß nie mit wissenschaftlicher Sicherheit, ob ihr Patient tatsächlich Kopfschmerzen hat oder nicht, so wie ein Orthopäde nicht die Rückenschmerzen seiner Patientin beweisen oder widerlegen kann. Und tatsächlich könnte ein Patient so tun, als leide er an einer Depression oder an einer Angststörung, ohne dass ich ihm das Gegenteil nachweisen könnte – aber wäre dieser Patient nicht wirklich als schwer krank einzuschätzen? Ein Patient, der regelmäßig zum Psychiater geht, um dort so tun, als hätte er eine Depression, obwohl er sich insgeheim großartig fühlt?

Doch nun das große Aber: Ich habe Tausende von Patientinnen und Patienten kennengelernt und bin überzeugt, dass keine und keiner von ihnen sich mit der genannten Thematik vorgestellt hat. Es ist weder in der Realität der psychischen Krankheit noch in sonstigen Zusammenhängen cool, an einer psychischen Erkrankung zu leiden. Auch dies ist eine Behauptung, die sich unausrottbar in den Medien hält, ohne dass dafür überzeugende Belege angeführt werden können. Es mag Menschen geben, die sehr schön öffentlich leiden können und »ernsthaft überlegen«, zu einem Therapeuten zu gehen, oder »beinahe« in eine Klinik gegangen wären. Aber ich kenne keine Kreise, in denen einem die Behauptung einer psychischen Erkrankung einen Vorteil verschaffen würde. Im Gegenteil, es ist immer zumindest ein wenig peinlich, darüber zu sprechen, und das Gegenüber weiß oft nicht, was es dazu sagen soll oder kann. Eine Vielzahl von psychisch kranken Menschen leidet stark unter Einsamkeit und Isolation, manchmal im Verlauf der Krankheit sogar mehr als unter den Symptomen selbst.

Die Anti-Stigma-Arbeit bleibt der wichtigste Bestandteil der Öffentlichkeitsarbeit unserer Berufsverbände, ganz im Gegensatz zu den Berufsverbänden praktisch aller anderen medizinischen Zweige. Dabei stellen sich in allen Gesundheitsberufen Menschen vor, die nicht an den von ihnen befürchteten Krankheiten leiden. Kardiologen sehen vermutlich täglich Menschen, die nur befürchten, einen Herzinfarkt erlitten zu haben, Gastroenterologen können die Ursachen zahlreicher Verdauungsprobleme oft nicht benennen und in jeder Augenarztpraxis stellen sich Menschen vor, deren Visusprobleme nicht auf eine Störung des optischen Apparates zurückzuführen ist.

Die Vielzahl der eingebildeten Patienten in Psychiatrie und Psychotherapie ist ein urbaner Mythos wie die berühmte Vogelspinne in der Yuccapalme. Angeblich gibt es sie, aber entsprechende Nachforschungen führen schnell in leere Sackgassen. Ich glaube, dass ihr eigentlicher Sinn ist, die Psychiatrie zu diskreditieren, und zwar weniger die dort arbeitenden Menschen, sondern mehr unsere Patientinnen und Patienten. Mit der Behauptung, ein Teil von ihnen würde in Wahrheit nicht leiden, stellt man jede und jeden von ihnen unter einen Generalverdacht, er oder sie muss zunächst beweisen, nicht zur Schar derer zu gehören, die in Wirklichkeit gar kein Problem haben. Meiner Meinung nach ist das – also psychisch kranke Menschen, die sich ihr Problem nur einbilden – die häufigste nicht existente Störung, mit der wir Psychiaterinnen und Psychiater zu kämpfen haben.

Niedergelassen und niedergeschlagen

»Das ist bestimmt schwer so als Einzelkämpfer.«

In beruflichen Krisensituationen empfehle ich meinen Patientinnen immer, sich möglichst zu bewerben. Am besten auf einen Job, den man gern hätte, notfalls tut es aber auch jeder andere. Ich kann diese Empfehlung aus erster Hand geben, denn es war eine Bewerbung, die mir einmal sehr weitergeholfen hat.

In einem Krankenhaus, dessen Adresse mir natürlich entfallen ist, war eine attraktive Stelle zu besetzen und ich fühlte zunehmend, dass meine Person den Belastungen einer Universitätsklinik und noch mehr die betreffende Uniklinik der Belastung durch meine Person nicht dauerhaft gewachsen sein würde. Also bewarb ich mich – mit der Bitte um unbedingte Vertraulichkeit – auf die Stelle. Ein Termin wurde vereinbart, den ich entgegen meinem natürlichen Hang zur manchmal schon ins Zwanghafte gehenden Offenheit geheim hielt. Dann setzte ich mich ins Auto und fuhr zu dem Krankenhaus. Es war ein kalter Tag Anfang November. Ich parkte mein Auto und hatte zum Glück noch genügend Zeit, meinen Treffpunkt in dem großen Krankenhauskomplex zu finden. Man sollte das Finden von Räumen in Krankenhäusern nie unterschätzen. Es gibt dort die verschiedenen Kliniken und Verwaltungseinheiten und wenn man ganz großes Pech hat, ist das Krankenhaus historisch gewachsen, sodass man einen Termin mit dem Verwaltungsdirektor der Kardiologie durchaus auch mal in der Alten Bibliothek haben kann. Mich hat das Krankenhaus Huddinge in Stockholm sehr beeindruckt, wo ich im Studium einige Wochen verbrachte. Hier standen Roller für jedermann zum Ausleihen herum, die man sich nehmen konnte, um schneller durch die schier endlosen Gänge zu kommen. Huddinge war architektonisch kein besonders schönes Krankenhaus, aber eine Zeit lang rühmte es sich, den längsten Flur Europas zu besitzen.

Bei meinem Bewerbungstermin fand ich meinen Treffpunkt, wurde gebeten, noch ein paar Minuten zu warten, und verbrachte diese Minuten auf einer metallenen Bank mit Blick auf Zeitschriften und Arztkunst an der Wand. Und in diesen Minuten wurde mir klar, dass ich diese Stelle nicht haben wollte. Egal, was sie mir anbieten würden, unabhängig davon, was sie mir versprechen wollten, ich wollte den Job nicht haben. Wenn es ein rational handelndes Krankenhaus war, dann würde es darum gehen, dass ich mit meiner Arbeit mehr Geld verdiente, als sie mir zahlen wollten, und dazu hatte ich keine Lust. Und wenn es ein irrational handelndes Krankenhaus war, wollte ich dort sowieso nicht arbeiten. Nein, die Universitätsklinik müsste es noch eine Weile mit mir aushalten und ich würde mich nach dieser Weile in einer eigenen Praxis niederlassen. Ein anderes Krankenhaus war nicht die Antwort.

Diesen Entschluss fasste ich ein paar Jahre, bevor ich mich tatsächlich niederließ, was weitsichtig war. Im Nachhinein wäre es mir lieber gewesen, diese Weitsicht und Klarheit eine Stunde später erlangt zu haben, denn auf diese Stunde wäre es nun auch nicht mehr angekommen. Da saß ich nun in Schlips und Kragen, Augenblicke vor einem Bewerbungsgespräch für eine ausgeschriebene Stelle, auf die ich mich aufwendig beworben hatte, und wollte plötzlich den Job nicht mehr haben.

Das Gespräch wurde eine der schweren Stunden meines Lebens. Weglaufen konnte ich nicht, sie hatten meine Adresse, sie hatten sogar meine Telefonnummer. Ich wollte sie auch nicht zufällig später auf irgendeinem

Kongress am Büfett treffen und mich unendlich schämen. Gleichzeitig konnte ich auch nicht ehrlich sein, was oft eine gute Idee ist, aber eben nicht immer. »Es tut mir leid, aber leider ist mir vor fünf Minuten eingefallen, dass ich den Job, für den ich mich mit meinem Lebenslauf, meinem Anschreiben, den Fotos und der aufwendigen Bewerbungsmappe bei Ihnen beworben habe und über den wir schon zwanzigmal hin- und hergemailt haben, nun doch nicht haben will. Ist mir eben ohne ersichtlichen Anlass beim Betrachten der gerahmten Reproduktion mäßiger Qualität eines der schwächeren Werke von Monet eingefallen.« Das hätte unfreundlich und arrogant gewirkt, diese freundlichen Menschen konnten ja nichts dafür. Ich hatte gewissermaßen eine Offenbarung, eine Klarheit erlangt, die ich niemals ohne diesen Bewerbungstermin bekommen hätte. Also musste ich das durchziehen.

Das Bewerbungsgespräch hatte dann etwas von der ersten Probe eines Laientheaters, das ein deutlich zu ambitioniertes Stück gewählt hat. Wir lieferten gegenseitig unsere Texte ab, aber es entwickelte sich keine dramaturgische Spannung, weil der Hauptdarsteller einfach nicht in der Lage war, eine echte, glaubhafte Motivation für die Szene zu entwickeln.

»Warum wollen Sie denn hier bei uns Führungsverantwortung übernehmen?«

»Ich, ja, na ja, weil es doch vielleicht eine – sagen wir mal – spannende Herausforderung wäre?«

Die immer weniger freundlich lächelnde Bewerbungskommission tat mir leid und ich tat mir leid, es war eine verfahrene Situation – doch uns blieb nichts anderes übrig, als hier ein paar Minuten unserer Zeit zu verschwenden. Am Ende war ich erleichtert, das Krankenhaus wieder verlassen zu können, hörte laut Musik auf dem Heimweg und eröffnete eine eigene Praxis, als meine Zeit in der Universitätsklinik ein paar Jahre später tatsächlich vorbei war.

Für die Zeit zwischen Krankenhaus und Niederlassung musste ich mich arbeitssuchend melden, was nicht einmal so einfach war. Technisch war es unkompliziert, ich hatte meine Daten über das Internet in das System des Arbeitslosenamtes einzugeben, sobald ich wusste, dass ich arbeitslos werden würde. Dann hatte ich mich am ersten Tag meiner Arbeitslosigkeit auf dem Amt zu melden. Sinn der Übung war, Unterstützung bei der Selbstständigkeit zu erhalten, die sehr bescheidene Überweisung vom Arbeitsamt würde in den ersten zehn Monaten meine einzige Einnahmequelle sein.

Also tippte ich meine Angaben in die Datenbank des Arbeitsamtes. Zeitpunkt des Beschäftigungsendes: 30. April. Derzeitige Position: Oberarzt. Qualifikation: Facharzt. Flexibilität: gering (wegen Kindern). Angestrebte Position: Chefarzt.

Wie gesagt, ich wollte keinen Job, sondern Unterstützung bei der Selbstständigkeit. Darum tippte ich dieses völlig illusorische Profil von mir ein. Ein örtlich und zeitlich unflexibler Berliner, der gern Chefarzt werden möchte. Das Gegenteil konnten sie mir auch nicht beweisen, schließlich war ich ja jahrelang Oberarzt gewesen, warum sollte ich nun nicht nach Höherem streben? Ein bisschen musste ich selbst grinsen, als ich »Senden« drückte.

Das Grinsen verging mir sofort, als nach Sekunden

nicht die erwartete Rückmeldung kam: »Wir haben Ihre Daten erfasst und werden uns zu einem gegebenen Zeitpunkt bei Ihnen melden.« Stattdessen stand da: »Wir freuen uns, Ihnen mitteilen zu können, 8 Stellenangebote für Ihr Profil gefunden zu haben.« Tatsächlich hatten sie acht Chefarztstellen in ihrer Datenbank, die für mich in weniger als einer Stunde erreichbar waren! Ich war konsterniert. Chefarzt – zu meiner Anfangszeit war das eine Berufung, wie ein Ritterschlag, nur besser. Die Mitarbeiterinnen standen Schlange, um dem Chef einen Kaffee zu machen. Wenn er Geburtstag hatte, feierte die Klinik, wenn er einlud, kam die Welt! Chefarzt konnte man nicht werden, dazu wurde man gemacht. Und nun bot mir das Arbeitsamt acht Chefarztstellen zum Aussuchen an.

Zum Glück hatte ich auf dem Amt einen so weit verständigen Sachbearbeiter, dem alles weitgehend gleichgültig war, also auch, wie er mich wieder in eine Arbeit beförderte und mich bei meiner Selbstständigkeit unterstützte. Als etwas absurd empfand ich die Auflage, einen Businessplan vorlegen zu müssen, mit Geschäftsmodell, Risiken, Gewinnerwartungen und Perspektiven. Ich wollte gern: »Hallo? Arztpraxis!« unter der Überschrift »Businessplan« auf ein Blatt Papier kritzeln und das dann abgeben, besann mich aber eines Besseren. Ein paar Wochen später saß ich in meiner Praxis.

Wie soll man das Gefühl beschreiben? Ungefähr wie eine Mischung aus dem erwachsenen Gefühl von Urlaub und dem kindlichen Vergnügen des Schummelns, in den ersten Monaten vermischt mit der Vorahnung, dass gleich mein Chef hereinkommen, mich zur Schnecke machen wird, ich auffliege und der Spaß vorbei ist. Von einem Tag zum anderen war es mein Job, einfach eine Patientin nach der anderen zu sehen, Diagnosen zu stellen, die ich für richtig hielt, und die Therapien durchzuführen oder anzuordnen, die ich für richtig hielt, und zwar solange ich das für richtig hielt. Und wenn ich beispielsweise Flüchtlinge behandeln wollte, deren Kostenübernahme völlig unklar war (und teilweise lange unklar blieb), dann konnte ich das einfach tun. Der einzige Geschädigte war theoretisch ich selbst, aber mein Schaden war, dass ich das tun durfte, was ich tun wollte. Das war zu verschmerzen.

Es war und ist ein Traum! Kein Chef, der einen darauf hinweist, dass die Zahlen für den Verwaltungsdirektor dringend gemacht werden müssen, dass vom Vorstand mal wieder eine neue Initiative zur Verbesserung von allem gestartet worden ist und ich da mal hinsoll, um zu sehen, was nun wieder verschlechtert wird, kein Controlling, das ein umfassendes Qualitätsmanagement für alles verlangt, ohne irgendeine Art von Zeitkontingent dafür vorzusehen, keine Verwaltungsleitung, die bereits vor vier Stunden die Liste über die Neubestellung von Verbrauchsmaterialien geschickt hat und nun dringend erwartet, dass gemäß dieser Liste künftig bestellt wird, und keine Anrufe, keine Dienste und keine Sitzungen! Keine Sitzung der Arbeitsgruppe zur Vorbereitung des Arbeitsgruppenfindungsprozesses, keine Sitzung mit der Diskussion von Controllinglisten zur Reduktion medizinisch richtiger Therapien aus Kostengründen, keine Festsitzung zur Verabschiedung von allgemein verhassten Kollegen aus der Neurologie, die jedoch politisch wichtig waren. Was für ein Traum!

Dass diese Art von schöner Beschäftigung nicht bezahlt wird, erschien mir in den ersten Monaten völlig angemessen. Wieso auch sollte man einem Arzt, der nun endlich und uneingeschränkt seinen Traum lebt, auch noch Geld dafür in den Rachen schieben? Angeblich wurden in der sozialistischen Tschechoslowakei Ärzte und Architekten schlechter bezahlt als Bauarbeiter und Landschaftsgärtner, weil sie so angenehme Berufe hatten, dass deren Ausübung schon Lohn genug war. Allerdings schmolzen ohne Einkommen meine Rücklagen beträchtlich dahin. Die 900 Euro, die ich monatlich vom Arbeitsamt erhielt, waren erfreulich, allerdings reichten sie nicht ganz zur Deckung der Kosten, da allein die Miete schon höher war. Leider bekam ich aber auch von der Kassenärztlichen Vereinigung kein Geld, was mir wie ein schlechtes Geschäft erschien.

Warum nur wollten die mir auch kein Geld geben? Schließlich sind in der Kassenärztlichen Vereinigung doch keine Bauarbeiter oder Landschaftsgärtner organisiert, wenigstens von dort hätte ich mir ein wenig Unterstützung erhofft. Zudem schickte ich denen doch mit großem Aufwand alle drei Monate die Daten über meine ärztliche Arbeit, wäre es da nicht nett von denen, wenn sie mir auch was zahlen würden, wenigstens so viel wie das Arbeitsamt? Die Unterstützung vom Arbeitsamt würde nicht mehr länger laufen, darum wären ein paar Euro monatlich schon hilfreich gewesen. Ich wollte ja nicht gleich von dem Geld leben, aber eine Unterstützung für die Miete wäre großartig, dann würde ich den Rest schon irgendwie aufbringen und unsere Lebenshaltungskosten würde meine Frau tragen, die ja schließlich noch ihre Stelle im Krankenhaus hatte.

Meine Förderung lief im Februar aus, im März war ich

pleite und laut Kassenärztlicher Vereinigung müsste ich ungefähr am 15. April Geld bekommen, wenn da noch was nachzuzahlen wäre. Ich hatte mir ausgerechnet, dass es ein hoher vierstelliger Betrag wäre, den ich bräuchte, damit das Weitermachen überhaupt noch sinnvoll war. Vom 15. bis 21. April schaute ich täglich auf mein Konto, das leider leer blieb. Sicher war da nichts nachzuzahlen. Absurderweise schien man mit so einer Praxis ein Minus zu machen, wenn man – wie ich – nicht wusste, wie das ging.

Am 22. April schaute ich sicherheitshalber doch noch einmal auf mein Konto, aber da gab es eine Fehlfunktion der Bank. Statt meines tatsächlichen Kontostandes stand dort ein satter fünfstelliger Betrag. Mist! Dass ausgerechnet in so einer wichtigen finanziellen Phase auch noch die Computersysteme der Bank streiken mussten. Sie ahnen es, so war es nicht. Das Geld war tatsächlich meins. Hinterher erfuhr ich, dass ich einen Abschlag hätte beantragen können. Dann hätte ich wohl früher ein bisschen Geld bekommen. Aber so war es natürlich dramaturgisch interessanter.

Es stellte sich heraus, dass man anständig bezahlt wird, wenn man in einer Praxis als Arzt arbeitet, was nun die Vollendung meines beruflichen Glückes war. Ich fühle mich beschenkt, denn ich habe sehr viel Freude an meinem Beruf und das Gefühl von Urlaub ist geblieben.

Rund um die Uhr

*»Bestimmt wirst du dich fragen,
warum ich dich jetzt anrufe.«*

Wenn bei uns zu Hause zwischen 21 und 22 Uhr das Telefon klingelt, sagt meine Frau: »Geh du mal ran!« Das beruht auf langjähriger Erfahrung, weil das die Zeit ist, um die mich Freunde, Bekannte oder Menschen, deren Cousin ich mal auf einem Feuerwehrfest im Havelland getroffen haben soll, wegen psychiatrischer Fragestellungen anrufen. Und übrigens, Anrufer von vergangener Woche: Genau Sie sind natürlich nicht gemeint. Ich habe niemals eine offizielle Telefonsprechstunde eingerichtet und ich möchte auch niemanden bitten oder gar ermutigen, mich um diese Uhrzeit oder zu irgendeiner anderen Uhrzeit mit psychiatrischen Fragestellungen anzurufen. Das ist schon deshalb ungünstig, weil die Eingabe der Versichertendaten über das Telefon so schwer ist.

Es ist jedoch eine Tatsache, dass ich um diese Uhrzeit oft angerufen werde. Es rufen Freunde an, Kollegen, Bekannte von früher oder Verwandte. In der Regel handelt es sich um nachvollziehbare Probleme. Ich selbst würde an ihrer Stelle genauso handeln.

Weil die Selbstoffenbarung psychischer Probleme immer noch schambesetzt ist, es sei denn diese psychischen Probleme bestehen in überragender Intelligenz oder überhöhter Empathiefähigkeit, bin ich zum Glück seltener mit Cocktailparty-Syndromen konfrontiert als andere Ärzte. Cocktailparty-Syndrome sind bei Ärzten verhasste Störungsbilder, die aus einer Reihe von Symptomen bestehen, die gerade *nicht* schwerwiegend genug sind, deswegen einen Arzt aufzusuchen. »Immer, wenn ich so mache, zieht es mir ganz leicht im hinteren Bereich der Achselhöhle. Ist das schlimm?« oder: »In letzter Zeit habe ich das Gefühl, morgens schlechter zu schlafen. Kann man da was machen?«

Ein Freund meiner Eltern war Hals-Nasen-Ohren-Arzt und es so leid, auf Feiern die Ohren, Nasen und Rachen der Gäste gezeigt zu bekommen, dass er irgendwann einfach behauptete, er sei Gynäkologe. Und auch ich kann mit den Cocktailparty-Fragen nicht viel anfangen. Man wird entweder Belangloses oder Grundlegendes gefragt. »Psychiatrie für Kinder, wie soll das denn gehen?« oder: »Neulich habe ich irgendwo gelesen, Psychiater behandeln sogar Phobien gegen Clowns. Na, dann bin ich auch psychisch krank, haha.«

Das Problem an diesen – sagen wir mal – Fragestellungen ist, dass wir Ärzte nicht für sie ausgebildet sind. Wir sind ausgebildet, Patientinnen und Patienten zu helfen (vom Lateinischen *patiens:* geduldig, aushaltend, ertragend), die unter ihren Symptomen so stark leiden, dass sie bereit sind, deswegen einen Arzt aufzusuchen, ja sogar einen Psychiater. Mit diesen Problemen kennen wir uns meistens aus. Wir sind nicht ausgebildet für Befindlichkeitsstörungen, die sich Leute ab dem zweiten Bier auf einer Party ausdenken. Davon steht nichts in unseren Büchern, weil Störungen, die den Patienten nicht genügend beeinträchtigen, um deswegen einen Arzt aufzusuchen, der medizinischen Wissenschaft verborgen bleiben müssen.

Eine Ausbildung zum Facharzt für Cocktailparty-Störungen wäre bestimmt für die Studierenden recht amüsant und ich nehme an, dass die erste und fast immer hilfreiche Therapieempfehlung wäre, das Ganze am nächsten Morgen noch einmal nüchtern zu betrachten. Da sich niemand mit einem leichten Ziehen im hinteren Bereich der Achselhöhle bei ungewöhnlichen Armbewegungen jemals in einer Arztpraxis vorgestellt hat, gibt es auch keine Standardbehandlung für dieses Phänomen, außer vielleicht mit irgendeiner Ausrede den Gesprächspartner zu wechseln. Nur bezahlen würde keiner der Patienten, am nächsten Morgen will sich doch keiner mehr erinnern.

Medizin ist eine sehr praxisorientierte Wissenschaft. Wenn den Menschen eines Tages Entenschnäbel wachsen und diese Menschen darunter leiden, wird sich die Medizin darum kümmern. Derzeit ist so ein Phänomen noch nicht bekannt, darum gibt es auch keine Antwort darauf, was die Medizin wohl so machen würde, wenn Menschen Entenschnäbel wachsen würden. Sicher wäre nur, dass die Medizin das Phänomen erforschen würde. Und grundlegendere Fragen wie »Was soll eigentlich Psychiatrie für Kinder überhaupt sein?«, sind theoretisch vielleicht interessant, wenn man sie aber in vier knackigen Sätzen beantworten soll, während im Hintergrund »Du hast mich tausendmal belogen« läuft, dann ist das Ganze eher mühevoll. Aus der Frage ist schon abzulesen, dass der Fragende eine grundlegende Skepsis mitbringt. Würde ihn die Frage interessieren, läse er ein Buch oder hörte einen Podcast zum Thema. Auf der Cocktailparty stellt er die Frage nur, um am Ende zu der gewünschten Schlussfolgerung zu kommen: »Der konnte mir das auch nicht erklären.«

Im Gegensatz zu den Cocktailpartys sind die meisten Fragen, die mich bei den abendlichen Telefonaten erreichen, nachvollziehbar und angebracht. Irgendwann fällt dabei auch immer der Satz: »Für dich ist das natürlich alles ganz normal.« Nein. Kann ich nicht sagen. Auch für mich ist es nicht normal, wenn ein Mensch dem Alkohol zu verfallen droht, von Selbstmordgedanken gequält ist oder Stimmen hört. Ich habe mich für dieses Buch sehr oft mit den Schwierigkeiten eines Psychiaters mit dem Begriff *normal* beschäftigt und wenn Sie, verehrte Leserin, verehrter Leser, es in diesen Seiten nicht allzu oft lesen, dann liegt es an meiner großartigen Lektorin, die Ihnen endlose Wiederholungen erspart hat. Es ist ein dialektisches Problem: Einerseits sollte ich die psychischen Probleme meiner Patienten nicht normal finden, weil ich dann nicht ausreichend motiviert wäre, ihnen zu helfen. Und bis heute finde ich psychische Probleme oft verwirrend und beunruhigend, auch wenn ich schon oft mit ihnen zu tun hatte. Andererseits begegne ich sehr selten Menschen, die ich für nicht normal halte, und in meiner psychiatrischen Praxis passiert mir das fast nie.

Immer wieder bin ich davon beeindruckt, wie es die Patientinnen und Patienten überhaupt zum Psychiater schaffen. Als ich im Krankenhaus arbeitete, empfahlen wir den Patienten gegen Ende der Behandlung jedes Mal, sich doch »zu Hause einen ambulanten Psychiater zu suchen«. Das war ein richtiger, völlig ernst gemeinter Hinweis. Und leider war er sinnlos. Wenn viele Patienten kurz nach der Entlassung wiederkamen und der Chef fragte, ob wir denn nicht empfohlen hätten, die Behandlung auch ambulant fortzusetzen, dann antworteten wir, dass wir das natürlich empfohlen hätten. Diese Empfehlung war auch in den Akten notiert. Mit Datum.

Ich selbst rufe manchmal in psychiatrischen Praxen an, weil ich eine dringende Frage mit einer Kollegin besprechen möchte oder eine Nachfrage habe. Das empfinde ich als so anstrengend und frustrierend, dass ich oft einfach auflegen möchte. Oft erreiche ich niemanden, wenn ich jemanden erreiche, ist diese Person nicht zuständig oder die Ärztin nicht zu sprechen. Wie, frage ich mich dann, sollen es psychisch Kranke schaffen, dort anzurufen?

Heute denke ich, dass wir unsere Krankenhauspatienten zum größten Teil überfordert haben und diese viel mehr Hilfe von uns dabei hätten erhalten müssen, einen weiterbehandelnden Arzt zu finden. Denn wenn es Patienten so schlecht geht, dass sie im Krankenhaus behandelt werden müssen, woher sollen sie dann die psychische Stärke nehmen, bei einem, meistens mehreren Psychiatern zu versuchen, einen Termin zu vereinbaren? Ich denke, wir hätten diese Anrufe für unsere Patienten machen müssen, aber damit hätten wir gegen das Prinzip der freien Arztwahl verstoßen. Wenn wir diese Anrufe gemacht hätten, hätten wir so zielgerichtet bestimmte Kolleginnen bevorzugen können, mit denen wir vielleicht freundschaftlich, vielleicht sogar wirtschaftlich verbunden sind. Im Interesse der individuellen Wahlfreiheit taten wir es nicht, was dazu führte, dass sehr viele Patienten in kurzer Zeit wieder bei uns stationär behandelt werden mussten. Gerade in der Psychiatrie sind wir andauernd mit dem Widerspruch zwischen Freiheit und Fürsorge konfrontiert.

Insofern finde ich es heute nicht einfach, irgendeinen Psychiater anzurufen, und kann daher jeden meiner Freunde oder Bekannten verstehen, der lieber erst mal mich anruft. Das Ganze ist auch für mich äußerst kompliziert geblieben. Denn ich selbst kann Freunde und Bekannte aus professionellen Erwägungen heraus nicht behandeln, weiß aber in der Regel auch nicht, an wen sie sich wenden können. Diejenigen meiner Kolleginnen und Kollegen, die ich sofort empfehlen würde, sind in der Regel auf Monate, wenn nicht Jahre ausgebucht. Denn auch ihre Patientinnen haben herausgefunden, dass es sich bei diesen Personen um fähige Therapeuten handelt, und haben keinen Grund zu wechseln. So verlieren gute Psychiaterinnen und Psychotherapeuten nur selten mal einen Patienten wegen eines Umzugs und haben dafür eine lange Warteliste von Patienten, die gern zu ihnen wechseln würden.

Therapiert ihr denn nicht auch mal einen Patienten zu Ende?, werden Sie jetzt vielleicht fragen. Na ja. In der Kinder- und Jugendpsychiatrie ist es schon häufig so, dass wir Behandlungen erfolgreich abschließen können. Das Problem ist bearbeitet, der Patient ist älter und größer, vielleicht kommt er oder sie später noch einmal vorbei, um seinen guten Schulabschluss zu zeigen oder davon zu erzählen, was sie für eine tolle Ausbildung gemacht hat.

Bei vielen erwachsenen psychiatrischen Patienten ist die Lage nicht selten ein wenig anders. Diese Patientinnen und Patienten haben oft langjährige Vorgeschichten hinter sich. Die schleichende Entwicklung vor der großen Krise, die große Krise selbst, die ein, zwei, drei stationären Behandlungen, die Jahre der Krankschreibung, das mühevolle Wiederfinden eines beruflichen Alltags. Mit solchen Erfahrungen im Hintergrund ist man glücklich und zufrieden, eine Psychiaterin gefunden zu haben, mit der man zusammenarbeiten kann. Und auch wenn das Schlimmste überwunden ist, beendet man den Kontakt ungern ganz und gar. Wenigstens alle paar Monate ein Termin kann nicht schaden und wenn durch einen solchen Termin nur bei jedem hundertsten Patienten eine erneute stationäre Behandlung vermieden werden kann, hat sich das Ganze schon in jeder Hinsicht gelohnt. Und obwohl nur einige Patienten so dauerhaft betreut werden, kommt es vor allem bei den guten Psychiaterinnen schnell dazu, dass sich genügend dieser Patienten bei ihr angesammelt haben. Und das führt dazu, dass viele gute Psychotherapeuten und Psychiaterinnen auf Dauer keine freien Termine haben. Ihre Alternative wäre, schlechter zu sein.

Also weiß auch ich oft nicht, wen man anrufen soll. Meine Erfahrung ist sehr unwissenschaftlich, dafür empirisch: Irgendwie wurstelt es sich zusammen. Am Ende bekommt man doch irgendwie einen Termin, der aber nur ausnahmsweise vergeben werden kann, weil gerade jemand abgesagt hat, und dann ergibt sich noch ein einziger letzter Folgetermin, weil sich an dem darauffolgenden Mittwoch etwas verschoben hat, woraufhin noch ein weiterer letzter Nottermin dazwischengeschoben werden kann, und irgendwann ergeben diese ganzen Ausnahmen keinen Sinn mehr und man wird als Patient fest eingetaktet. Auf diese Art habe ich schon einige meiner 21-Uhr-Anrufer bei Kolleginnen unterbringen können.

Hypochonder leben länger

»Ich weiß, ich hab nichts Richtiges.«

Nur von sehr guten Freunden werde ich auch wegen somatischer medizinischer Probleme kontaktiert, also Probleme, die andere Menschen *körperlich* nennen. Aufgrund der Forschungsergebnisse der vergangenen gut 300 Jahre nehmen wir Psychiater jedoch an, dass die Symptome, mit denen wir befasst sind, ihren Sitz und Ursprung zum überwiegenden Teil im Gehirn des Menschen haben, das wiederum im Allgemeinen als Teil des Körpers betrachtet wird. Darum sind wir der Meinung, ebenfalls körperliche Erkrankungen zu behandeln, stehen aber mit dieser Meinung weitgehend allein da.

Wenn ich also wegen »richtiger« Krankheiten angerufen werde, geht es meist um die Vermittlung einer Untersuchung, von der die Betroffenen einerseits wissen, dass sie auch noch Zeit hätten, aber dass sie in dieser Zeit andererseits Höllenqualen leiden würden. »Es tut mir leid«, sagen dann diese Freunde, »aber du weißt, dass ich leicht hypochondrisch bin.« Leichte Hypochonder sagen meist, dass sie stark hypochondrisch sind, nur schwere Hypochonder sagen, dass sie leicht hypochondrisch sind. »Das macht nichts«, sage ich dann immer. »Hypochonder leben länger.« Das ist sowohl beruhigend als auch durch Studien belegt. Wer stark besorgt um seine Gesundheit ist, der übersieht keine Krankheitszeichen und geht frühzeitig zum Arzt. Wenn diese Person dann auch noch der Versuchung widersteht, unnütze Medikamente einzunehmen, könnte sie tatsächlich länger leben als jemand, der ganz unbesorgt um seine Gesundheit durchs Leben geht. Denn im Gegensatz zur vielleicht unbewussten Hoffnung und zum verbreiteten Vorurteil können auch Hypochonder erkranken. Wo es nötig ist, vermittle ich gern die gewünschte Untersuchung.

Es ist wissenschaftlich nicht möglich, ein nicht beobachtetes Phänomen zu verstehen. Deswegen sollte man auch immer vorsichtig mit Dunkelziffern, gefühlten Zahlen und schwer belegbaren Phänomenen sein, denn über 51 Prozent der Befragten geben an, nie an Befragungen teilzunehmen. Aber es gibt ein paar Hinweise aus der Forschung, dass hypochondrisch veranlagte Menschen sich eher selten in psychotherapeutische Behandlung begeben. Statistische Untersuchungen zeigen, dass ungefähr ein bis vier Prozent aller Menschen dazu tendieren, ihre körperlichen Symptome als wesentlich ernsthafter einzuschätzen, als diese tatsächlich sind. Das heißt, es gibt ungefähr so viele Menschen mit diesem Problem wie mit depressiven Störungen. Theoretisch müssten wir Psychotherapeuten daher ungefähr genauso viele Hypochonder bei uns in Behandlung haben wie Menschen mit depressiven Erkrankungen. Das ist nicht der Fall.

Es ist insofern stark zu vermuten, dass Menschen mit hypochondrischen Störungen versuchen, ihre Probleme durch immer weitere Arztbesuche in den Griff zu bekommen, diese Besuche bei ihnen jedoch weitere Befürchtungen über ihre Gesundheit auslösen und die Überzeugung oft nur stärken, sehr krank zu sein. Den Patienten nahezulegen, dass ihnen eine psychotherapeutische Behandlung besser helfen könnte, wagen die somatischen Kollegen oft nicht. Denn warum sollten sie sich einerseits das eigene Wasser abgraben und zweitens möchten sie doch nicht ihre Patienten mit der Vermutung beleidigen, dass sie eigentlich gar nichts haben.

Krankheiten und Störungen haben eine sehr wichtige Funktion für uns, weil sie uns zeigen, wo es nicht weitergeht. Im vergangenen Jahrhundert hat sich diese Sichtweise in der Medizin entwickelt und durchgesetzt. Die Krankheit wurde als ein vom Heute in die Zukunft zu verstehendes Phänomen angesehen. Was sollte man jetzt anders machen? Wie kann es weitergehen? Gerade auch psychische Erkrankungen können in dieser Hinsicht wichtige Wegweiser sein.

Leider werden Krankheiten heute zunehmend als Bilanzen betrachtet. Die Krankheit wird eher kriminalistisch vom Heute in die Vergangenheit betrachtet. Was hat die Patientin falsch gemacht? Welche ihrer Leidenschaften und Schwächen haben dazu geführt, dass sie nun die Quittung in Form der Erkrankung erhalten hat? Die Krankheit wird nicht mehr als Schicksal, sondern eher als eine – möglicherweise sehr harte – Strafe verstanden. Diese Sichtweise ist fürchterlich empathiefrei. Es mag ja sein, dass Herr Meier sein Leben lang geraucht hat, aber ist seine schwere Erkrankung deshalb eine Gerechtigkeit, die ihm widerfährt?

Auch die Sichtweise auf psychische Probleme ändert sich auf diese Weise. Am bekanntesten ist natürlich der, die oder das Burn-out. Der Patient leidet nicht mehr an einer depressiven Erkrankung, aufgrund derer er sein Leben zukünftig verändern wird, sondern er hat alles gegeben, ist ausgebrannt und hat nun das Recht, defekt zu sein. Das heißt, wir können beim Burn-out nur deswegen *nichts Richtiges* finden, weil die Beweise gewissermaßen bereits verbrannt sind.

Vielleicht ist es ein besonders deutsches Phänomen, dass wir uns mit solchen Themen schwertun. Als Patienten hegen die Deutschen eine besondere Vorliebe für das Materielle. Und wenn »nichts ist«, darf man auch

»nichts haben«. Darum muss doch »irgendetwas sein« und leider findet man immer einen Arzt, der zumindest bereit ist, dieser Vermutung weitere Nahrung zu geben, noch eine Untersuchung zu machen, den Körper durch noch ein Gerät zu examinieren. Mit immer mehr Technik durchforschen wir den Tatort Körper, bis wir endlich das *corpus delicti* finden, das, was der Patient *hat*. Alles klar, Herr Kommissar.

Aber auch wenn der hypochondrisch Kranke keine auffindbare Anomalie *haben* mag, so kann man ihm doch nicht absprechen, dass er an etwas *leidet*. Würde ich sein Leiden in den Mittelpunkt stellen und dieses ernst nehmen, hätte ich eine gute Ausgangsbasis dafür, ihm eine psychotherapeutische Beratung zu empfehlen. Ich finde, dass ein Arzt und ein Kommissar verschiedene Aufgaben haben, und würde selbst gern Arzt bleiben.

Ich möchte nicht ermitteln, was der Patient falsch gemacht hat. Die ärztliche Arbeit sehe ich darin, gemeinsam mit dem Patienten herauszufinden, wie er in seinem Sinne weiterhin ein schönes Leben erfolgreich führen kann. Deswegen liegt mir auch nichts daran, die Hypochondrie lächerlich zu machen. Wie so viele psychische Probleme kann sie uns wertvolle Dinge über uns erzählen. Und es ist wichtig zu verstehen, dass die Informationen, die uns eine hypochondrische Störung vermittelt, praktisch nie auf Röntgenbildern, in Blutuntersuchungen oder der nächsten Herzuntersuchung zu finden sind.

An dieser Stelle ist es mir ein Bedürfnis, eine Lanze für die Placebowirkung zu brechen! Die Placebowirkung ist die wertvolle kostenlose Zusatzwirkung jeder guten Medikation und der einzige positive Effekt einer wirkungslosen. Man würde doch nicht das Vitamin C aus einer Orange entfernen, bloß weil einem Orangen ohnehin gut schmecken. Deutsche haben ein Problem mit Placebowirkung, das mindestens ebenso groß ist wie ihr Problem mit dem Humor. Irgendwie fühlt sich die durchschnittliche Deutsche von der Placebowirkung betrogen, hintergangen, hinters Licht geführt. Na gut, ihr geht es besser, aber das war ja nur die Placebowirkung.

Dabei ist die Placebowirkung etwas Wunderbares! Sie ist kein schleimiger Liebhaber, der einem in einem billigen Pensionszimmer eine Geschlechtskrankheit und ein Kind andreht, um dann auf Nimmerwiedersehen zu verschwinden. Sie ist kein Kreditinstitut oder anderer Glücksspielautomat, die einem schnelles Geld versprechen und dann lange zahlen lassen. Nein, der Placeboeffekt ist wie ein wunderbarer Schauspieler, der einen wirklich von Herzen liebt und diese Liebe auch noch in Worte fassen kann. Er ist wie das köstliche Gericht im Restaurant, das tatsächlich so schmeckt, wie es unsere Oma immer für uns gekocht hat, und das darum über den Essensgenuss hinaus schöne Erinnerungen in uns wachruft. Warum wollen wir den Schauspieler und die Köchin für ihre Kunst schelten? Hätten wir gern weniger freundliche Worte oder ein weniger schmackhaftes Gericht von ihnen?

Was haben die Leute nur gegen den Placeboeffekt? Es gibt kein Medikament ohne ihn. Wenn der Arzt mir ein bestimmtes Medikament gelangweilt über den Tisch wirft (in meiner Vorstellung ist er natürlich Chirurg), dann erzeugt das einen ungeheuren Placeboeffekt. Offensichtlich ist der Arzt so überzeugt von der zutreffenden Wirkung dieses Medikaments für genau mein

Symptom, dass er keine großen Worte verliert. Wenn ich mir selbst ein Medikament aus dem Internet heraussuche und dann alles daransetze, es mir auch zu beschaffen, habe ich mir selbst einen kolossalen Placeboeffekt gebastelt. Und warum soll der Arzt über positive Vorerfahrungen mit der Medikation sprechen? Der Placeboeffekt ist unausweichlich, absolut nebenwirkungsfrei und geht immer in die richtige Richtung. Keine Ahnung, was die Deutschen dagegen haben, vielleicht ist er ihnen zu gut, um wahr zu sein?

Woran die Leute sofort glauben, ist der hässliche Bruder von Placebo, der bucklige Nocebo. Wenn der Arzt sagt: »Hach je, so was wie Sie ist mir ja noch nie untergekommen. Was Sie für Sorgen haben – schlimm klingt das. Ob man was dagegen tun kann – nun, hoffen soll man ja immer. Hoffen. Ich könnte, warten Sie – ich könnte Ihnen auch so ein Medikament aufschrei..., ach, das wird Ihnen auch nicht groß nützen. Obwohl, ich kann es ja aufschreiben. Setzen Sie es sofort ab, wenn Sie was Ungewöhnliches bemerken, das Zeug ist heftig, habe ich gehört. Irgendwas Ungewöhnliches – absetzen! Nehmen Sie das erstmals abends – Sie wohnen doch nicht allein? Doch – ach so, dann nehmen Sie das morgens, nur damit Sie unter Beobachtung sind, wenn Sie das Präparat zum ersten Mal nehmen. Können Sie Kapseln schlucken? Ich meine richtig schlucken? Weil, wenn die Dinger in der Speiseröhre hängen bleiben, dann halleluja! Und wer weiß? Vielleicht hilft's ja. Jetzt muss ich leider los, Sie kommen schon klar.« Jeder wird sich vorstellen können, dass die mutige Patientin, die diese Kapsel trotzdem schluckt, vermutlich wenig positive Wirkung verspüren wird, auch wenn die Kapsel das biochemisch Richtige enthielte. Aber ehrlich, wer an den Nocebo glaubt, der sollte auch glauben, dass es seine schöne Schwester gibt.

Ich ermutige meine Patienten auch oft, ruhig mal etwas Positives zu sich selbst zu sagen. Dafür ernte ich in der Regel den »Jaja, der Psycho sagt, was Psychos so sagen«-Blick. Aber wenn ich die Patienten frage: »Wenn Sie sich morgens vor den Spiegel stellen, sich anschauen und sagen: *Du siehst beschissen aus, bist strunzdumm und hast es einfach nicht verdient, im Spiel des Lebens mitzumachen. Und dieser Tag wird gerade auch für dich die Krönung aller bisherigen beschissenen Tage darstellen, gefüllt mit Frustrationen, Missgeschicken und Unglück.* Was glauben Sie, wie wird ein solcher Tag verlaufen?«

Abgesehen davon, dass die meisten über mein Beispiel lachen müssen, bezweifelt kein Patient, dass er mit diesem Trick vermutlich einen sehr übel verlaufenden Tag beginnen würde. Aber wenn das so ist, wenn diese Seite der Medaille stimmt, müsste dann nicht auch positive Autosuggestion wirken?

Wir dürfen die immateriellen Geschenke unseres Körpers und unserer Seele an uns ruhig annehmen. Sie sind gut und schön und kostenlos und kommen von Herzen. Und niemand anders kann was damit anfangen. Und Hypochonder leben länger.

Es heißt ja nicht Schweigerecht

*»Ich will ja nichts
Wichtiges von Ihnen wissen.«*

Gelegentlich werde ich einem Patienten von Kollegen oder anderen Patienten empfohlen, was ich sehr schmeichelhaft finde. Dass jemand, der sich selbst mit Psychiatrie auskennt, einen Verwandten oder Freund zu mir schickt, ist eine große Ehre und bestärkt mich in der Hoffnung, beruflich nicht immer alles falsch zu machen. Aber natürlich kenne ich diesen Patienten nicht, wenn mich jemand danach fragt. Und das bezieht sich eben auch auf die Kollegin oder den Patienten, von dem die Empfehlung stammt. »Ich kenne immer niemand«, sage ich, denn ich versuche, es mit der Schweigepflicht so genau wie möglich zu nehmen.

Häufig werden wir auch von Angehörigen angerufen wegen kleinerer oder größerer Angelegenheiten unserer Patienten. Liebe Angehörige, bitte verzeihen Sie uns, aber wir dürfen unsere Patienten gegenüber niemandem kennen, es sei denn, unser Patient hat uns dazu sein ausdrückliches Einverständnis gegeben oder kommt regelmäßig mit ebenjenen Angehörigen zu uns in die Praxis. Ich darf ohne eine solche ausdrückliche Genehmigung auch anderen Ärzten keine Auskünfte geben, auch wenn ich dabei besonders häufig auf Unverständnis stoße, schließlich sind wir doch in einem Verein oder so. Nein. Die Schweigepflicht ist eine individuelle Pflicht jedes Pfarrers, jeder Anwältin, jedes Steuerberaters und jeder Ärztin gegenüber einem anderen Menschen.

Einmal musste ich den Steuerberater wechseln, als mich ein Patient nicht nur mit der Nachricht überraschte, dass wir ja bei ein und derselben Steuerkanzlei seien, sondern auch mit Aussagen darüber, wie meine wirtschaftliche Situation sich im vergangenen Jahr entwickelt hatte.

Dieser Steuerberater hätte erzählen dürfen, bei mir in Behandlung zu sein, aber nicht, dass ich sein Steuerklient bin, und ebenso hätte ich erzählen dürfen, welchen Steuerberater ich konsultiere, aber nicht, dass dieser mein Patient ist. Leider verhielt es sich umgekehrt. Tatsächlich war er zwar mein Steuerberater, aber unglücklicherweise in keinerlei psychiatrischer Behandlung, auch nicht in meiner.

Als ich den Steuerberater anschrieb, zeigte der keinerlei Einsicht. Schließlich würden wir doch alle der Schweigepflicht unterliegen und wären somit in einer Art Club, dessen Mitglieder zwar die Schweigepflicht befolgen müssten, innerhalb des Clubs jedoch keine Geheimnisse kennen würden. Ich sah meine Steuerangelegenheiten dort schon aufgrund seiner offensichtlichen Dummheit nicht in guten Händen und bin ihm dankbar, dass er mir den Wechsel so stark erleichterte.

Manchmal habe ich auch den einen oder die andere Patientin, die ihren Namen nicht in der Zeitung lesen möchte. Genau genommen sind sie es zwar gewohnt, ihre Namen in der Öffentlichkeit zu sehen, und möchten gerade darum ihre gesundheitlichen Angelegenheiten dort nicht sehen. Da wäre es schon fatal, wenn man gegenüber einem Anrufer, der beispielsweise behauptet, der Vater zu sein, auch nur angibt, dass man die betreffende Person als Patienten kennt. Für ein bisschen Clickbait, für eine Schlagzeile in der Zeitung mit den großen Buchstaben, kann das allemal reichen. In meiner Krankenhauszeit war es gelegentlich so, dass sich Mitarbeiter dieser Zeitung als Angehörige von Prominenten ausgaben und sich nach deren Wohlbefinden erkundigten. Es waren goldene Momente, wenn ich: »Ist mir nicht bekannt«, sagte, während ich ebenjenen Patienten an mir vorüberschlurfen sah.

Aber es geht nicht nur um die Prominenten, ich kenne auch meine anderen Patienten nicht. Wenn sie mich auf der Straße grüßen, grüße ich gern zurück. Nur zuerst kann ich nicht grüßen, denn wer weiß, ob mein Patient nicht gerade mit seiner neuen Vorstandsvorsitzenden unterwegs ist, die nicht wissen soll, dass er einmal in psychiatrischer Behandlung war. Zumindest bemühe ich mich, manchmal passiert mir ein freundliches Nicken zu einem bekannten Gesicht, bevor ich bemerke, dass es sich um eine Patientin von mir handelt. Aber das macht meiner Meinung nach nichts, denn man kann ja mal versehentlich einen Menschen anlächeln.

Besonders kurios kann das bei gemeinsamen Bekannten von meiner Frau und mir werden. »Stell dir mal vor«, sagt dann meine Frau abends vielleicht zu mir, »heute habe ich Katharina getroffen. Und die hat mit mir geredet, als hätten wir uns gestern das letzte Mal gesehen.« Ich kann ihr das dann auch nicht erklären. Denn privat haben wir Katharina das letzte Mal vor ein paar Jahren gesehen, auch wenn sie sich mit ihrem Kind seit Monaten in meiner Behandlung befindet und vorgestern bei mir war. Gerade wenn die Behandlung völlig unkompliziert ist, gehen vielleicht gemeinsame Freunde davon aus, dass meine Frau und ich uns am Abendbrottisch manchmal darüber unterhalten. Aber das geht eben nicht. Denn wenn ich einmal anfange, von dieser Patientin zu erzählen, die wir schließlich beide kennen, warum sollte ich nicht auch von jenem Patienten erzählen, den wir ja auch beide kennen, nur eben aus der Zeitung? So gern ich manchmal mit meiner Frau über meine Fälle sprechen würde, so wenig darf ich das.

Manchmal kommt mir das Ungleichgewicht der Schweigepflicht fast schon ungerecht vor. Denn während ich meine Patientinnen und Patienten gewissermaßen nicht einmal kennen darf, können diese ganz offen darüber sprechen, dass sie bei mir in Behandlung sind und was wir miteinander besprochen haben. Die Patienten dürfen auch weitere Personen zu unseren Gesprächen einladen, vor allem bei Auswertungsterminen empfehle ich das. Vier Ohren hören mehr als zwei und wenn man eine Vertrauensperson zu einem Termin mitnimmt, bei dem beispielsweise die Befunde psychologischer Untersuchungen besprochen werden, kann man hinterher noch mit seiner Vertrauensperson darüber sprechen, wie sie dies oder jenes verstanden hat.

»Darf meine Freundin mitkommen?«, fragen mich dann die Patienten.

»Bitte«, sage ich dann, »die Schweigepflicht ist Ihr Privileg, nicht meins.«

Ich denke, die Schweigepflicht ist der juristische Ausgleich der sonstigen Asymmetrie der Arzt-Patient-Beziehung. Denn schließlich ist es meine Aufgabe, die Patientinnen nach persönlichsten Dingen, sexuellen Vorlieben, geheimen Ängsten zu fragen, während meine Patientinnen über meine persönlichen Dinge möglichst wenig erfahren dürfen. Zum Ausgleich unterliege ich der Schweigepflicht.

Übrigens denke ich so wie viele meiner Kolleginnen, dass die Schweigepflicht im Prinzip auch für unsere minderjährigen Patienten gilt. Wie sonst sollen sie Vertrauen zu uns aufbauen, wenn sie das Gefühl haben, dass wir etwas, das sie uns anvertraut haben, direkt an ihre Eltern weiterreichen? Das hat Grenzen, nämlich die der unmittelbaren Fremd- und Eigengefährdung. Damit ist nicht gemeint, dass ein Verhalten auf lange Sicht destruktiv und somit auf gewisse Art ja auch gefährdend ist. Aber wenn wir den Eindruck haben, dass ein Patient in den nächsten Stunden vermutlich den Versuch unternehmen wird, sein eigenes Leben oder das eines anderen Menschen in Gefahr zu bringen, dann lassen wir diesen Patienten nicht allein aus der Praxis spazieren. Falls Sie sich das fragen sollten: So etwas kommt ungefähr alle zwei Jahre vor, aber natürlich passiert vier Jahre lang nichts und dann hat man zwei solcher Fälle in einer Woche.

Dass man als Therapeut die suizidalen Tendenzen seiner Patienten ernst nimmt, ist eine Selbstverständlichkeit. Noch in den 1990er-Jahren wurde die Unterscheidung zwischen »echten« und »parasuizidalen« Handlungen vorgenommen. Die parasuizidalen Handlungen waren eben »keine echten« Suizidversuche und dienten der Manipulation Dritter oder dem Ruf des Patienten nach Aufmerksamkeit für sein Problem. Diese Unterscheidung spielt heute keine große Rolle mehr, denn welchen Sinn soll die Einordnung einer auf Selbstmord gerichteten Handlung als *parasuizidal* haben? Ich hatte immer das Gefühl, man würde dem Patienten damit sagen: »Na ja, es war ein Versuch, aber wenn wir denken sollen, dass du dich wirklich umbringen willst, musst du schon mehr bieten.«

Wenn ein Patient daran denkt, nicht mehr leben zu wollen, dann ist das ein Alarmsignal und sollte von Ärzten auch so verstanden und behandelt werden. Lebensüberdruss ist eine meist vorübergehende Krise. Große Studien aus den USA, Schweden und Finnland konnten zeigen, dass über 90 Prozent von Patientinnen und Patienten, die wegen eines Selbstmordversuchs eingeliefert wurden, Jahre später keine Absicht mehr hatten, durch eigenes Tun aus dem Leben zu scheiden. Zwar war die Suizidrate mit drei bis zehn Prozent bei diesen Menschen höher als bei anderen, aber die oft geäußerte Vermutung, es sei doch sinnlos, suizidalen Personen zu helfen, da diese sich dann ja einfach später umbringen würden, ist völlig falsch. Neunzig Prozent sind in der Medizin ein Spitzenwert.

In diesen Fällen rufe ich dann jemanden an, irgendjemanden, egal, was der Patient sagt. Hier muss eine unmittelbare Gefahr verhindert werden und selbst wenn mich der Patient anzeigen sollte, setze ich darauf, dass kein Richter mich dafür verurteilt, dass ich den aus meiner Sicht unmittelbar drohenden Selbstmord eines Patienten verhindern wollte. Allerdings hat mich bisher auch noch niemand angezeigt, selbst die betroffenen Patienten waren hinterher dankbar, dass ich in dieser Situation so klar war. Aber abgesehen von solchen seltenen Extremsituationen gilt die Schweigepflicht. Ich rufe sogar die Namen meiner Patientinnen ungern laut durch die Praxis, weil es mir irgendwie paradox erscheint, dass wir ihre Namen so gut schützen sollen, sie jedoch wie mittelalterliche Marktschreier in der Praxis ausrufen. Ich weiß, dass andere Ärzte das entspannter sehen, was sicher in vielen Fällen die Abläufe einfacher macht. Obwohl die Schweigepflicht für Steuerkanzleien vom Gesetz genauso strikt gesehen wird wie für Orthopäden, hat sich da mitunter eine andere Normalität eingespielt.

Psychiatrie ist eben nicht normal, aber wer wüsste das besser als ich.

Problemlöser

»Sie kennen bestimmt die Lösung.«

Psychiater scheinen nichts Besonderes zu können. Sie beherrschen keine Operationstechniken oder haben zumindest nicht die Erlaubnis, Operationen bei Patienten durchzuführen, in ihren Praxen stehen keine größeren Geräte als vielleicht ein Kopierer und eine Kaffeemaschine, und sie verschreiben nur eine Handvoll von Medikamenten, weniger, als die meisten Internisten allein zur Behandlung des arteriellen Hypertonus regelmäßig anwenden. Interessanterweise dürften wir Psychiater aufgrund der sogenannten Kurierfreiheit auch zahnärztliche Behandlungen vornehmen, aber ich glaube, das ist nichts, was wir oder andere wollen sollten, nur weil wir es dürfen. Alles, was wir können, ist quatschen, lautet das gängige Vorurteil. Und manche von uns können angeblich auch noch zuhören.

Es ist für viele Patienten eine große Enttäuschung, dass wir nicht am Ende unseres Zuhörens, auch nicht nach Dutzenden von Stunden des Zuhörens, »gefühlt zehntausend«, die Lösung verraten können. Manchen kommt das vor wie eine fehlende Pointe, als ob sie ihre Unterlagen bei der Steuerberaterin abgäben, um Monate später herauszufinden, dass diese die Unterlagen nur abgeheftet hat. Ich verstehe die Enttäuschung, mir geht es genauso. Niemand wüsste lieber als ich die Antwort auf alle Fragen, die mir gestellt werden. Schon seit meiner Kindheit ist das so.

Da wir also nichts können und eben auch keine Lösungen haben, stellt sich die Frage, wie wir überhaupt helfen können. Denn interessanterweise sind viele unserer Patienten, denen wir keine Lösungen anbieten können, der Meinung, dass wir ihnen dennoch helfen. Um das zu verstehen, ist es wichtig, das Konzept inkrementeller Lösungen zu kennen. Denn in Gesprächen, in Fragerunden und Interviews wird sehr viel über kategoriale Lösungen gesprochen: neue Gesetze, neue Straßen, neue Partner. Dabei sind die Lösungen in der Realität häufig kleiner und vielschrittiger, haben aber den Vorteil zu funktionieren.

Wenn es Probleme mit einem bestimmten juristischen Sachverhalt gibt, hat sich der Ruf nach neuen Gesetzen zum Normalfall entwickelt, obwohl Experten einen Tag später fast immer darauf hinweisen, dass diese nicht nötig seien und die richtige Lösung wäre, die bestehenden Gesetze besser anzuwenden, die ausführenden Behörden stärker zu unterstützen und den gesellschaftlichen Fokus mehr auf das diskutierte Problem zu lenken. Und auch bei Verkehrs- und Beziehungsproblemen scheint es meist verlockend, die alten Wege zu verlassen und völlig neue Wege zu gehen, bis man dort sehr schnell die alten Probleme wiedertrifft. Besser funktioniert es, viele kleine, wichtige Veränderungen auf den Weg zu bringen, damit die bisherigen Dinge wieder so funktionieren, wie man sich das wünscht.

Es ist viel großartiger, eine neue Brücke einzuweihen, dann steht man da im feinen Zwirn mit der Schere in der Hand und ein Foto in der lokalen Presse ist gewiss. Steckt man das gleiche Geld in die Sanierung von fünf vorhandenen Brücken, wird dies meist nicht bemerkt und höchstens mal kritisiert, weil der Verkehr über die aktuell zu sanierende Brücke eingeschränkt ist. Dass über die fünf vorhandenen Brücken mehr Verkehr möglich ist als über zwei neu gebaute, darüber wird nicht gesprochen.

Kategoriale Lösungen haben einfach mehr Glamour,

so wie kategoriale Probleme mehr Aktualität zu haben scheinen. Wie viel leichter berichtet es sich über einen begangenen Mord und wie viel schwerer und uninteressanter ist es, über das Abnehmen der Gewaltkriminalität, gewissermaßen also Dutzende nicht begangener Morde, zu berichten. Wie schwer fällt es uns, sich für den Klimawandel und die wachsende Schere zwischen Arm und Reich zu interessieren, und mit welchem Maximalinteresse diskutieren wir, ob der Bundespräsident ein Spielzeugauto geschenkt bekommen hat oder nicht.

In den Jahren meiner Berufsausübung habe ich immer besser verstanden, dass die Probleme meiner Patientinnen und Patienten oft aus vielen kleinen Puzzleteilen bestehen, wie sie auch in vielen kleinen Schritten gelöst werden müssen. Manchmal gerät mir über diese Betrachtungsweise dabei sogar die Nennung der Diagnose in den Hintergrund, was bei manchen meiner Patienten schon für Irritation gesorgt hat. Aber nach meiner Erfahrung hilft die Diagnose dem einzelnen Patienten nur in bestimmten Fällen weiter, zum Beispiel, wenn ein jugendlicher Transgender-Mensch oder ein Erwachsener mit ADHS erfährt, dass es viele solcher Fälle gibt. Doch selbst dann ist die Nennung der Diagnose immer nur der Anfang des Wegs, aber dazu später mehr.

Die Chirurgie hat die Erwartungshaltung unserer Patienten in dieser Hinsicht total verdorben, denn sie hat kategoriale Lösungen anzubieten. Mit sauberem Schnitt wird das Schadhafte entnommen, die zerrissenen Enden werden aneinandergenäht, es wird ein neues Organ eingesetzt und alles ist wieder gut. Genau das wollen alle

Patienten und Patientinnen. Und ich kann Ihnen versichern: Jeder Arzt und jede Ärztin würde gern auf diese Weise helfen! Nur in der Psychiatrie und Psychotherapie haben wir praktisch keine kategorialen Lösungen im Angebot. (Hüten Sie sich vor Menschen, die Ihnen so was weismachen wollen!)

Es gibt keine Impfung, keine Spritze, keine Zauberformel, Operation, Tablette oder Massagetechnik, die allein das Problem unserer Patientinnen und Patienten lösen kann. Meistens gibt es viele kleine Stellschrauben, die man finden muss und an denen man zu drehen versucht – ein paar Millimeter im Uhrzeigersinn und – wenn das falsch war – ein paar Millimeter in die andere Richtung, um zu sehen, was Teil einer Lösung sein kann und was Teil des Problems gewesen sein mag. Deswegen gewinnen in allen Therapiestudien auch immer die kombinierten therapeutischen Ansätze: Psychotherapie plus medikamentöser Behandlung plus Soziotherapie.

Inkrementelle Lösungen, die vielen kleinen Schritte, sind auch das, was in anderen Feldern der Medizin überraschend oft hilft. Beim schon angesprochenen Bluthochdruck ist es beispielsweise nur selten die *eine* Tablette, die der Patient einnehmen muss und die all seine Probleme löst. Häufig ist es auch die Beratung durch den erfahrenen Hausarzt, der Umstand, dass einem jemand zuhört und man gemeinsam an einer Problemlösung arbeitet, das gemeinsame Ausloten von Möglichkeiten zu mehr körperlicher Bewegung, die Umstellung von bestimmten Ernährungsgewohnheiten. Das eine Medikament probiert man aus, aber die Nebenwirkungen sind zu stark, darauf kann man das nächste Medikament gleich in einer niedrigeren Dosis probieren, ein Medikament mit Potenzstörungen als häufiger Nebenwirkung vermeidet man gleich, weil man weiß, dass der Patient in einer neuen Partnerschaft lebt, wo man über solche Probleme vielleicht noch nicht in Ruhe und Vertrautheit sprechen kann.

Und es spielt auch eine Rolle, dass man sich vier Wochen später wieder beim Arzt vorstellt und dadurch besonders motiviert ist, dort über den nächsten Schritt berichten zu können. Und langsam, Schritt für Schritt, durch gutes Zuhören und das Vereinbaren kleiner Änderungen hier und kleiner Verbesserungen da, kommt der Blutdruck dahin, wo er sein sollte, und – was ebenso sehr wichtig ist – bleibt dort über längere Zeit. Am Ende der Behandlung sagt man dann oft: »Jetzt hat meine Ärztin endlich die richtige Tablette gefunden, die mir hilft.« Aber die ganze Geschichte, der wichtige Weg zu dieser Therapie, fällt bei solchen Sätzen leider unter den Tisch.

Ich habe zum Beispiel einen Patienten, dem ich überhaupt nicht helfen kann. Na klar, werden die sarkastischen Alleskommentierer sagen, du bist Psychiater, du hast nur Patienten, denen du nicht helfen kannst. Aber diesem Patienten – nennen wir ihn Lasse –, dem kann ich seit Jahren nicht helfen.

Manchmal hört man Statistiken, dass eines von hundert Kindern eine aseptische Osteochondrose, eines von zwanzig Kindern ADHS, eines von hundert Kindern Zwangsgedanken, eines von tausend Kindern eine zusätzliche Leitungsbahn im Herzen und so weiter und so fort haben. »Wer sind diese Kinder?«, mag man sich dann fragen. »Ich kenne bestimmt zwanzig, vielleicht sogar hundert Kinder, aber von diesen Problemen habe ich noch nie gehört.« Nun, die Antwort auf all diese Fragen ist mein Patient Lasse. Der hat all die oben beschriebenen Probleme und noch mehr, die ich aber hier nicht aufführen kann, weil ich sonst nicht mehr dem Gebot der Schweigepflicht Folge leisten würde. Lasse hat so viele Krankheiten und Störungen, dass ihn ihre bloße Aufzählung eindeutig identifizieren würde.

Ich kann Lasse nicht helfen. Eine Psychotherapie für sein ADHS oder die Zwangsgedanken würde ihn zeitlich völlig überfordern, weil er mit dem Management seiner anderen schweren Erkrankungen schon so kaum Freizeit hat. Eine medikamentöse Therapie kommt nicht infrage, weil eine ADHS-Medikation wegen der zusätzlichen Leitungsbahn im Herzen ein viel zu großes Risiko für einen Herzinfarkt verursachen würde. Außerdem benötigt Lasse schon so viel Schmerzmedikation sowie ein Magenmedikament, damit er die Schmerzmedikation überhaupt verträgt, dass er keinesfalls noch ein weiteres Medikament erhalten sollte, denn das Magenmedikament kann rasch zu einer Überdosierung von Medikamenten führen, die im Magen aufgelöst werden sollen.

Zu sagen, dass ich Lasse nicht helfen könne, ist vielleicht sogar noch untertrieben. Von seinem Herzproblem haben wir überhaupt erst dadurch erfahren, als ich die Durchführung eines EKGs erbeten hatte. Ich wollte überprüfen, ob er für eine ADHS-Medikation infrage käme. Stattdessen entdeckten wir ein weiteres schwerwiegendes Gesundheitsproblem und er musste am Herzen operiert werden. Was Lasse wirklich gern machen würde, wäre Fußballspielen, aber ich muss ihn darin bestärken, seine körperlichen Aktivitäten zu beschränken, damit seine Knochenkrankheit folgenlos ausheilen kann.

Obwohl ich dem Jungen nicht helfen kann, kommen er und seine Mutter seit Jahren gern zu mir und jedes Jahr erkläre ich ihnen wieder, dass ich wirklich kein Weihnachtsgeschenk von ihnen haben möchte. Ich habe mitgeholfen, dass Lasse an eine Schule kommt, die gut zu ihm passt, und habe seiner Lehrerin geschrieben, als Lasse nach seiner Herzoperation nicht ganz bei der Sache war. Wir haben gemeinsam über Berufe und Ausbildungsoptionen für ihn beraten und ich habe mich mit seiner Mutter über Lasses Pubertät unterhalten, die ihm natürlich auch zusteht. Immer wieder habe ich Briefe an Kollegen von mir geschrieben und sie darauf aufmerksam gemacht, dass Lasse so vertraut mit schweren Erkrankungen und Schmerzen ist, dass er fälschlicherweise wie ein Kind wirken kann, das keine Probleme hat, und dass sie ihn bitte trotzdem gründlich untersuchen sollen. Und ich habe geschrieben, dass seine Mutter sicher wie eine überfürsorgliche Frau wirken mag, sie aber tatsächlich schon erlebt hat, dass bei ihrem Sohn drei verschiedene lebensbedrohliche Erkrankungen festgestellt wurden und man diese Mutter insofern vielleicht etwas anders beurteilen sollte als jemand, der die kleinste Spielplatzbeule gleich als lebensbedrohliches Schädel-Hirn-Trauma eingeschätzt haben möchte.

Lasse hat mittlerweile gelernt, mit seinen vielen gesundheitlichen Problemen gut umzugehen, und die Ausbildung zu einem interessanten, gut bezahlten Beruf angefangen, was Menschen selten gelingt, die nach der Grundschulzeit als geistig behindert eingestuft werden.

Wie gesagt, ich kann Lasse objektiv nicht helfen. Aber manchmal fühlt sich die Arbeit gerade mit solchen Patientinnen und Patienten alles andere als sinnlos an. Und als er mir sagte, dass er überzeugt sei, ohne seine Mutter und mich hätte er das alles nicht geschafft, bekam ich plötzlich etwas ins Auge.

Die Rolle als Arzt

*»Darf ich Alkohol trinken,
wenn ich dieses Medikament nehme?«*

Ein häufiges Problem meiner Patienten sind Schlafprobleme. Da es so viele verschiedene Schlafprobleme gibt, achte ich hier besonders auf eine offene Art der Fragestellung. Ich sage zum Beispiel: »Können Sie diese Probleme bitte noch etwas genauer beschreiben?« Denn Einschlafstörungen und das frühe Erwachen sind sehr unterschiedliche Probleme und unterscheiden sich wiederum von Durchschlafstörungen. Durch offene Fragen überlässt man die genaueren Erörterungen den Patienten.

Wenn man hingegen versucht, Schlafstörungen mit geschlossenen Fragen nachzugehen, passiert meist Folgendes:

»Haben Sie Einschlafstörungen?« »Ja.«

»Haben Sie Durchschlafstörungen?« »Ja.«

»Wachen Sie vorzeitig auf?« »Ja!«

Jetzt bin ich nicht viel weiter, als zu wissen, dass der Patient an *Schlafstörungen* leidet, hätte mir also die weiterführenden Fragen auch sparen können.

Wenn man unter Schlafstörungen leidet, gibt es Tage, an denen man nichts erkennen kann oder will, was am eigenen Schlaf in Ordnung sein soll. Da erinnert man sich an jede Nacht, in der man schlecht eingeschlafen ist, jede Nacht, in der man nicht durchschlafen konnte, und jede, die zu früh endet. Wenn man den übermüdeten und somit gereizten Patienten jetzt befragt, addieren sich in seinem Kopf diese Negativerfahrungen. Das ist ebenso verständlich, wie es nicht zur Lösung seines Schlafproblems beiträgt. Denn wie so viele psychische Probleme wollen wir auch dieses in die Zukunft hinein verbessern, auch wenn wir es nur durch den Rückblick analysieren können.

Sehr gut hilft an dieser Stelle ein Schlafprotokoll, in dem der Patient in den kommenden Wochen für jede Nacht möglichst genau dokumentiert, wie er geschlafen hat. Zubettgehzeit, Einschlafzeit, Aufwachzeit, Tagesschlaf und so weiter. Mithilfe solcher Daten fällt es oft leicht, das Störungsmuster zu erkennen und Änderungen einzuleiten. Ich selbst habe genau mit diesem Vorgehen schon gute Erfahrungen gemacht. Als unser Kind Schlafprobleme hatte, schrieben wir über zwei Wochen für es ein Schlafprotokoll und sahen dann, was wir durch unsere eigene Übermüdung und Erschöpfung über Monate zuvor nicht gesehen hatten: Wir hatten es einfach allabendlich zwei Stunden zu früh ins Bett gelegt. Nachdem wir das geändert hatten, schlief es hervorragend durch.

Ich stelle mir den gelungenen Schlaf immer wie die ideale Zugverbindung vor: Wenn man rechtzeitig mit gepacktem Koffer am Bahnsteig steht, erreicht man bequem und unkompliziert sein Ziel. Aber wer diesen Zug verpasst, muss häufig umsteigen, kommt zu spät und landet womöglich nur in der Nähe des Zielortes, aber nicht genau dort. Es geht in der Behandlung von Schlafproblemen darum, dass der Reisende wieder seine Idealverbindung erreicht. Das klingt viel leichter, als es oft ist, da es für die meisten Probleme leider gute Gründe gibt.

Das Thema der Schlafstörungen illustriert ein häufiges Problem, denn jeder Patient mit Schlafstörungen hat schon mal von einem Schlafprotokoll gehört, es womöglich sogar schon mehrere Male damit versucht. Auch Angehörige, Freunde und Kollegen haben ihm schon diesen Rat gegeben, gefragt oder ungefragt. Und sowieso steht es überall im Internet. Wenn ich als Arzt ihm nun auch noch dazu rate, fällt es dem Patienten verständlicherweise schwer, ein Augenrollen zu unterdrücken. Man wünscht sich schließlich, dass ein Arzt mehr weiß als die erste Internetseite, die man zum Thema findet.

Aber was soll ich machen, wenn dieser Rat dennoch richtig ist und das konsequente Verfolgen dieses Weges häufig, verlässlich und nebenwirkungsfrei zum angestrebten Ziel führt? Gerade beim Thema *Schlaf* sind sehr viele allgemein bekannte Empfehlungen wirklich gut und wirklich hilfreich. Wenn eine alltägliche Notwendigkeit wie der Schlaf gestört ist, kann es nur sinnvoll sein, die eigenen Gewohnheiten offen auf Veränderungsmöglichkeiten zu untersuchen, besonders solche in der zweiten Tageshälfte. Das sind Konsumgewohnheiten von Nahrung, psychoaktiven Substanzen und Medien und Schlafgewohnheiten. Aber nichts davon ist sonderlich originell oder allgemein unbekannt.

Ich würde wirklich gern wissen, wie ich meinen Patientinnen und Patienten vermitteln kann, dass bestimmte allgemeine Lebensweisheiten *wirklich* sinnvoll und gut sind. So konnte eine groß angelegte, gut kontrollierte wissenschaftliche Untersuchung zeigen, dass tägliche Bewegung an frischer Luft in ihrer Wirkung bei mittelgradigen und leichten Depressionen einer medikamentösen Behandlung ebenbürtig ist. Das ist eigentlich sensationell, aber wie vermittele ich das einem »mittelgradig« depressiven Patienten? (Schauen Sie die Definition einer mittelgradigen Depression gern nach, Sie werden sehen, dass es sich bereits um ein sehr ernstes Problem handelt, auch die sogenannte »leichte« Depression ist ein schweres Problem.)

Wenn ich aber einem Patienten mit Antriebslosigkeit, Appetitmangel, Schlafstörungen und Lebensüberdruss sage, er möge sich doch täglich eine Stunde an der frischen Luft bewegen, fühlt sich dieser Patient mit einer gewissen Wahrscheinlichkeit nicht ernst genommen. Er schleppt sich mit einer schweren psychischen Erkrankung in eine psychiatrische Praxis, wo er Monate auf den Termin warten muss, und der Arzt gibt ihm Ratschläge wie eine Großmutter aus einer kitschigen Erzählung. Dieser Rat mag wissenschaftlich ebenso gut belegt sein wie eine medikamentöse Behandlung, für den Patienten fühlt es sich vermutlich nicht so an.

Es ist ein Zwiespalt. Der richtige Ratschlag, die beste Antwort erscheinen mir fast schon zu offensichtlich, um ihn überhaupt auszusprechen. Andererseits: Warum sollte ich meinen Patienten eine schlechtere Lösung vorschlagen, nur weil sie außergewöhnlicher ist und niemand sonst darauf kommen würde? Von mehreren möglichen Lösungen ist die einfachste vorzuziehen – dieses jahrhundertealte, *Ockhams Rasiermesser* genannte Prinzip gilt in medizinischen Zusammenhängen recht zuverlässig.

Ich sage dann gern: »Sie werden kaum einen gut ausgebildeten Arzt finden, der Ihnen zu einem solchen Verhalten rät.« Aber manchmal ist es auch gut, einfach das eigene Problem offen anzusprechen: »Wissen Sie, mein Rat ist ziemlich unspektakulär und naheliegend. Aber ich wüsste nicht, was ich Ihnen Besseres raten könnte, und leider kenne ich auch keine geheimen Worte, die Ihnen diese ohnehin schon plausible Lösung noch offenkundiger machen würden.«

Es ist für mich ein häufiges Problem, meine Patienten für diese großmütterlich anmutenden Ratschläge zu begeistern, es berührt das Verhältnis zu meiner Rolle als Arzt. Manchmal erzählen mir Patienten von sehr ungesundem Verhalten ihrerseits. Sie trinken unfassbare Alkoholmengen, konsumieren alle möglichen sonstigen Drogen, haben Sex mit ihnen wenig bekannten Menschen. Was soll ich dazu sagen? Als Mensch denke ich, dass es Teil ihrer individuellen Freiheitsausübung ist, und wünsche ihnen, dass nichts Schlimmes dabei passiert. Aber als behandelnder Arzt, also als eine Person, von der sie gerade eine gesundheitliche Dienstleistung in Anspruch nehmen, halte ich es für falsch, einfach abzuwinken oder das alles für so gewöhnlich zu halten, wie es ist, denn vielleicht denken meine Patienten: »Also ich habe das dem Arzt erzählt und der schien das auch nicht sonderlich schlimm zu finden.« Ich habe das Gefühl, dass ich damit meiner Rolle nicht gerecht würde.

Besonders oft taucht diese Situation auf, wenn mich Patientinnen fragen, ob sie zu diesem oder jenem Medikament Alkohol trinken dürfen. Als Mensch denke ich, dass das wahrscheinlich kein Problem ist. Ich denke sogar, dass so viele Menschen bereits dieses Medikament eingenommen haben und rein statistisch also schon Tausende dazu Alkohol in dieser Zeit getrunken haben, dass eine geringe Menge Alkohol vermutlich unproblematisch ist, insofern eine große Menge Alkohol ja bereits für sich allein gesundheitsschädlich ist. Als Arzt kann ich diese wissenschaftlich nicht belegte Meinung gegenüber einem Patienten so nicht vertreten. Also erkläre ich, dass für die Zulassung eines Medikamentes große, mehrstufige Studien mit Hunderten von Studienteilnehmern durchgeführt werden müssen und dass deren Abstinenz von sonstigen Drogen und Substanzen praktisch immer Vorschrift ist. Daher gibt es für kein Medikament eine formale Studie, ob die Einnahme der Substanz zusammen mit Alkohol ungefährlich ist. Wer sollte diese sehr teure, risikoreiche Studie finanzieren? Welche Ethikkommission würde sie genehmigen?

Wenn ich solche Dinge erkläre, wenn ich ganz die Rolle des Arztes übernehme, denke ich oft an meine eigene Großmutter. Nicht weil diese uns solche Ratschläge gegeben hätte, sondern weil ihr Arzt meiner Großmutter einmal dazu geraten hatte, weniger Alkohol zu trinken. Aber wenn sie schon etwas trinken wolle, dann solle sie möglichst reine Sachen trinken, die seien weniger schädlich.

Vermutlich glaubte man so etwas in den 1980er-Jahren noch, solche Empfehlungen unterliegen ja auch gewissen Moden und Zeitströmungen. So empfahl man früher bei Erkältungen warmen Orangensaft zu trinken, weil dies die Vorteile *Wärme* und *Vitamin C* bei Erkältungen so schön verbinden würde. Den Orangensaft könne man auch ganz bequem in der Mikrowelle erwärmen. Erst später gewann man die Erkenntnis, dass Vitamin C sehr hitzeempfindlich ist. Zu meiner Zeit sollte man bei Durchfallerkrankungen trockenen Zwieback knabbern und ungesüßten Kräutertee trinken, bis man sich wieder besser fühlte, wobei die Frage außer Acht gelassen wurde, wie sich ein Mensch gut fühlen soll, der sich von steinhartem Brot und warmem Kräutersud ernährt. Heute empfiehlt man, Salzstangen und Cola bei Durchfallerkrankungen zu verabreichen – ich hätte als Kind zweimal wöchentlich Durchfall simuliert, wenn das der Lohn dafür gewesen wäre. Veraltete Empfehlungen lassen uns heute lächeln, mir läuft stets ein kleiner Schauer über den Rücken, weil ich mich natürlich frage, über welche unserer ärztlichen Empfehlungen man in ein paar Jahren ebenso lächeln wird.

Meine Oma jedenfalls machte aus dem gut gemeinten Ratschlag ihres Arztes in wenigen Wochen die Aussage: »Mein Arzt sagt, ich soll nur Wodka trinken.« Diesen Hinweis setzte sie treu und täglich bis zu ihrem Tod um. Darum versuche ich, möglichst immer nur wohlbegründete medizinische Ratschläge an meine Patienten zu geben. Das ist nun mal Teil meiner Rolle als Arzt.

Das Orakel vom Heinrich-Heine-Platz

»Dann können Sie mir bestimmt sagen, was ich jetzt machen muss.«

Immer wieder begegne ich in Gesprächen mit meinen Patientinnen dem Wunsch, dass ich doch bitte die eine oder die andere Entscheidung für sie treffen möge. Oder dass ich zumindest meine klare Meinung bezüglich dieser oder jener Entscheidung zum Ausdruck bringen solle. Die Enttäuschung darüber, dass ich diesen Dienst nicht erweisen möchte, ist dann spürbar. Es verwundert mich, wenn solche Bitten an mich herangetragen werden, denn meine Patientinnen sind selbstständig denkende und handelnde Menschen mit abwechslungsreichen Biografien und anspruchsvollen Lebensaufgaben. Niemals vorher wären sie auf die Idee gekommen, mich bei einer Lebensentscheidung zurate zu ziehen, und auch später werden sie das nicht wollen. Aber im Gespräch verfällt die eine oder der andere manchmal auf diesen Gedanken.

Aus verschiedenen Gründen reagiere ich sehr zugeknöpft auf solche Wünsche. Ganz banal gesehen könnte ich zunächst haftungsrechtliche Gründe anführen. Wie soll ich denn entscheiden, ob ein Patient seinen Job hinschmeißen und sich dem Züchten von Milchziegen widmen soll oder nicht? Was, wenn der Plan nicht funktioniert und zum Ruin im Ziegenstall führt? Ich würde dafür keine Verantwortung übernehmen und trage auch kein unternehmerisches Risiko.

Aber ich will mich nicht herausreden. Wenn die Chinesen »nein« ausdrücken wollen, sagen sie: »Lassen Sie uns noch einmal darüber nachdenken.« Wenn die Engländer »nein« ausdrücken wollen, sagen sie: »Ich bin noch nicht ganz glücklich mit dieser Verabredung.« Und wenn Deutsche »nein« ausdrücken wollen, führen sie haftungsrechtliche Bedenken an. Nur: Ich persönlich mag meinen Job und kenne mich mit Tierzucht nicht aus. Doch auch wenn ich mich in die Lage meines Patienten zu versetzen versuche und mir vorstelle, dass ich sein Gespür für Ziegen hätte, wäre es doch ausschlaggebend, dass er und ich verschiedene Personen sind und ich das nicht für ihn entscheiden kann.

Die Antworten auf die wichtigen Fragen in unserem Leben kennen nur wir selbst. Nicht selten sind sie irgendwo in uns verborgen, verschüttet von eingebildeten oder tatsächlichen Zwängen, die die Sicht auf das, was wir eigentlich wollen, wie mit Scheuklappen versperren. Aber ganz bestimmt kennt niemand anders diese Antworten besser als wir selbst. Häufig sind wir zerrissen zwischen Halb-Notwendigkeiten und Dreiviertel-Wünschen. Wir haben beispielsweise eine berufliche Situation, mit der wir uns einen bestimmten Lebenswandel erlauben können. Gleichzeitig haben wir eine Wunschvorstellung, wie sich unser Leben zukünftig verändern soll.

Nun haben die meisten meiner Patienten glücklicherweise nur relative Notwendigkeiten. Wir leben in einem reichen Land mit guten sozialen Sicherungssystemen. Das bedeutet, dass eigentlich niemand bei uns hungern oder obdachlos sein muss. Also sind alle Notwendigkeiten Halb-Notwendigkeiten. Natürlich brauchen wir Geld, um unseren Lebensunterhalt zu verdienen, wir könnten aber auch mit weniger Geld auskommen. Aber das würde zahlreiche Umstellungen zur Folge haben, die zum großen Teil sehr wenig Spaß machten. Wir müssten Verträge auflösen, uns arbeitslos melden, neu bewerben, Dinge verkaufen, die wir gern haben, vielleicht sogar umziehen. Schon diese Vorstellung ist für viele so abschreckend, dass sie lieber in ihrer Halb-Notwendigkeit verbleiben. Der Dreiviertel-Wunsch hingegen erzählt uns von dem Leben, das wir uns erträumen. Hier haben wir keine Sorgen, keine nervenden Kollegen, keine aufreibenden Arbeitstage und viel Freude im Leben. Aber um uns diesen Wunsch zu erfüllen, müssten wir wahrscheinlich neue Verträge schließen, uns arbeitslos melden und so weiter. So schwanken wir zwischen den Halb-Notwendigkeiten, mit denen wir hadern, und den Dreiviertel-Wünschen, die wir nicht wagen, in die Tat umzusetzen.

Das Problem kommt mir oft vor, als würde man zwischen zwei Karussells umsteigen wollen, die beide ihre Vorzüge haben. Um von dem einen auf das andere zu kommen, muss man das alte Karussell vollkommen loslassen, nichts vom alten festhalten und bedingungslos auf das neue springen, sonst führt es zwangsläufig zu Problemen und Verletzungen.

Es ist keineswegs so, dass unsere Dreiviertel-Wünsche die eigentliche Wahrheit sein müssen. Manchmal dienen sie dazu, unser halb notwendiges Leben erträglich, vielleicht sogar schön zu machen. Der eine oder die andere würde vielleicht herausfinden, dass sogar der perfekt umgesetzte Dreiviertel-Wunsch sich nur als ein neues Leben in Halb-Notwendigkeiten herausstellt. Und vielleicht ist das halb notwendige Leben genau das Leben, was man leben möchte, und dazu gehört, dass man lustvoll darunter leidet. Ein ganz notwendiges Leben oder ein ganz und gar erwünschtes Leben würden uns der Sinnenfreude dieses Leides berauben.

Ich will sagen: Ich weiß es auch nicht. Und darum kann ich keine Entscheidungen für meine Patientinnen treffen.

Manche reagieren darauf echt verschnupft: »Aber Sie haben doch Erfahrung. Ich dachte, Sie sind ein guter Psychiater. Ich habe mir Sie extra ausgesucht.« Oft sind das Patientinnen, in denen die Antwort auf ihre Fragen besonders tief verschüttet ist. Meiner Meinung nach erkennt man einen schlechten Psychiater gerade daran, dass er einfache Antworten auf komplexe Fragen zu geben bereit ist. Dass er bereit ist, seinen Patienten Anleitungen zum richtigen Leben zu überreichen.

Dabei kommt mir immer ein Bild in den Sinn von einem Menschen, der eine Reise aus Magdeburg zum Mittelmeer machen möchte. Ich weiß nicht, warum es ausgerechnet diese beiden Orte sind, aber weil ich so oft darüber nachdachte, hat sich diese Metapher in mir nur verfestigt. Über die A1 fährt dieser Mensch zur A9, dann zur E45 und auf die italienische A1. Alles ist optimal gelaufen, zuverlässig ist er viele Kilometer weit gekommen. Dann kommt er nach Neapel, das Meer ist schon nah, die Luft riecht salzig, doch nun gerät das Auto in eine enge, immer schmaler werdende Gasse. Und es kommt, wie es kommen muss: Das Meer in Sicht, bleibt das Auto stecken, es geht nicht weiter.

In der Geschichte ist uns klar, dass der Fahrer aussteigen und nun zu Fuß weitergehen müsste, um sein Ziel zu erreichen. In der Realität, für die diese Metapher stehen soll, ist das oft viel komplizierter. Da sitzen wir manchmal in unseren Autos, schauen durch die Frontscheibe auf das Meer und unsere Reaktion ist: hupen. Es kann doch nicht sein, dass das Auto und unsere Autofahrkunst, die uns so weit weg von Magdeburg, Hunderte von Kilometern durch Europa gebracht haben, nun nicht auch noch irgendwie die letzten zweihundert Meter bewältigen. Es fällt uns schwer auszusteigen und es fällt uns schwer, das Auto zurückzulassen.

Manchmal finden wir in der Therapie heraus, dass wir aussteigen sollten, und dass das eben nicht heißt, dass das Auto kaputt ist oder wir bisher alles falsch gemacht haben – im Gegenteil. Es heißt nur, dass wir jetzt etwas anders machen müssen, um es weiterhin richtig für uns zu machen. Und dass wir das Alte vollkommen loslassen müssen, weil man in einem Auto schlecht zu Fuß gehen kann. Vielleicht müssen wir manchmal sogar ein paar Meter zurücksetzen, um die Tür überhaupt öffnen zu können.

Um herauszufinden, ob dieses Bild auf einen Fall zutrifft, kann ich dieses Bild nur mit der Patientin teilen. Wenn es etwas in ihr auslöst, wenn sie sich wiedererkennt und neue Ideen für sich entwickelt, dann war es vielleicht nicht vollkommen falsch. Aber wenn es nicht so ist, wenn sie mich nur verständnislos anblickt und einfach nicht verstehen kann, warum ich plötzlich Geschichten von Autofahrten erzähle, dann war es eben falsch, mein schönes Bild. Das kann allein die Patientin erkennen.

Und was sie dann entscheidet, was es für sie bedeutet auszusteigen, oder ob sie auf den Gedanken kommt, gewissermaßen lieber wieder zurück nach Magdeburg zu fahren, weil es ihr vielleicht nicht um das Mittelmeer oder Magdeburg, sondern um das Autofahren an sich geht – das alles kann ich nicht wissen. Letztendlich will ich es nicht wissen. Gern würde ich einen Beitrag dazu leisten, dass meine Patientinnen sich diese Fragen stellen und vielleicht sogar gelegentlich beantworten können. Aber ich will die Antwort nicht vorgeben.

Darum bin ich auch nicht stolz auf meine Patienten und Patientinnen, obwohl ich mich schon sehr, sehr oft für sie gefreut habe. Obwohl ich schon sehr, sehr oft begeistert davon war, was sie für sich getan haben, welche Veränderungen sie in ihren Leben bewirkt haben und wie sie den Kopf aus der Schlinge gezogen haben. Alles, was ich dazu sagen kann, ist: »Ich finde, Sie können stolz auf sich sein.« Denn ich habe nichts Wesentliches dazu beigetragen und hoffe nur, diese positiven Veränderungen durch meine Arbeit nicht verhindert zu haben.

Zauberkünstler

»Wir haben schon alles probiert, aber Ihnen fällt doch bestimmt noch etwas ein.«

Einen bestimmten Gegenstand vermisse ich am meisten in meiner Praxis. Ich habe schon überall danach gesucht und ihn nirgendwo gefunden, nicht einmal im Internet ist er zu haben in der Art, wie ich ihn bräuchte. Der Preis wäre zweitrangig und jedenfalls verhandelbar. Aber es ist wie immer, wenn man etwas ganz Bestimmtes sucht, kann man es nicht finden. Ich meine einen echten Zauberstab.

So schön und elegant und freudvoll die Psychiatrie sein kann, mindestens einmal in der Woche wünschte ich mir einen Zauberstab (oder ein Zauberpulver, falls der eine oder andere nicht über die phallische Implikation des Begriffs hinwegkommen sollte). Denn immer wieder werde ich mit unlösbaren Aufgaben konfrontiert und der damit verbundenen Bitte, diese doch bitte zu lösen. »Wir sind geschieden und können einander nicht mehr ausstehen. Ich möchte auf eine Domäne nach Rheinland-Pfalz ziehen, um dort ökologische Kräuter anzupflanzen, und mein Exmann will einen Job für die Ölindustrie in Bahrain antreten. Wir wollen beide gleichermaßen für unsere zwei Kinder sorgen, wobei die Kleine mit vier Jahren noch sehr klein ist und der Große schwer in der Pubertät steckt. Was ist Ihre Lösung?«

In Momenten wie diesen kommt mir die psychotherapeutische Wissenschaft doch sehr schlicht und unzulänglich vor. Denn einerseits verstehe ich, dass meine Patienten sich für dieses Problem eine Lösung wünschen, und kann vollkommen nachvollziehen, dass sie sich mit diesem Thema an einen Facharzt für Kinder- und Jugendpsychiatrie und -psychotherapie gewandt haben. Andererseits sitze ich vor ihnen und habe absolut keine Idee, wie dieses Problem zu lösen sein könnte. Bahrain und Rheinland-Pfalz sind relativ, die Eltern mittlerweile absolut weit voneinander entfernt, so wie alle existierenden Dinge auf dieser Welt können die Kinder immer nur an einem Ort sein und sie haben sich auch nicht für die Trennung der Eltern entschieden.

»Was sagen denn die Kinder selbst?«, könnte ich jetzt vielleicht fragen. Aber in der Regel werde ich dann nur ein empörtes Schnauben hören. »Na, da sind wir auch schon selbst draufgekommen, die Kinder zu fragen!« Alles, was ich sagen könnte, jede Frage zur Situation haben sich die Betroffenen schon lange gestellt. Von mir erwarten sie jetzt Antworten, schließlich werde ich dafür bezahlt. Und es tut mir leid, dass ich diese Antworten nicht kenne. Auch ich wünschte mir, dass es ein geheimes Buch mit Lösungen für komplizierte Lebensfragen gäbe, das ich bei diesen Gelegenheiten zurate ziehen könnte. Ich würde dann die Tür zum Sprechzimmer von innen versperren, das Buch aus dem Tresor holen und den Patienten die ihnen bisher völlig verborgen gebliebene, individuell perfekt passende Lösung ihres Problems vorlesen. Zu ihrem Glück haben sie so viel Druck auf mich ausgeübt, sonst hätte ich ihnen dieses Geheimnis nie verraten. Den höflichen Patientinnen stehle ich hingegen weiterhin ihre Zeit mit sinnlosen, zirkulierenden Fragestellungen und Überlegungen.

Am meisten wünschen sich die Menschen mit Verhaltensstörungen zauberhafte Lösungen. »Lassen Sie uns darüber reden, warum ich trinke, und wenn ich es verstanden habe, höre ich auf zu trinken.« Paradoxerweise beginnt aber der Lösungsweg solcher Probleme damit, dass man das Hauptsymptom beendet. Der alkoholkranke Patient soll das Trinken einstellen, die essgestörte

Patientin ihr Essverhalten normalisieren. Ich kann verstehen, dass die Patienten uns für diese Lösungsansätze nicht gerade bewundern. Es muss sich so anfühlen, als würde der Kardiologe sagen: »Haben Sie doch bitte erst mal keine Herzbeschwerden mehr, dann schauen wir nach, was los ist.« Nein, wenn ich zum Kardiologen gehe, lege ich mich auf eine Untersuchungsliege, werde allerlei Untersuchungen unterzogen und erhalte danach entweder Medikamente oder einen Operationstermin und Medikamente. Und so ist es nur allzu verständlich, dass sich unsere Patientinnen und Patienten auch von uns eine solche Vorgehensweise erhoffen. Aber trotz Jahrzehnten von Forschung, Dutzenden verschiedenster Theorien und Erfahrungen in der Behandlung Tausender von Patientinnen und Patienten konnte kein Zauberspruch gefunden werden, der auf geheimnisvolle Weise den Bann bricht und den Patienten ohne sein Zutun von seinem Leiden erlöst.

Psychotherapeuten sind eben nicht für Antworten zuständig, sondern für Fragen. Denn es geht darum, die Lösung der Patientin für ihr Problem zu finden und nicht irgendeine Lösung für irgendjemandes Problem. Darum versuchen wir, die verborgen liegenden Lösungen unserer Patienten freizulegen. Niemand kennt sich selbst so gut und so lange wie diese Person selbst. Der Psychotherapeut kann mit etwas Glück dieser Person die richtigen Fragen stellen und je häufiger man zusammenarbeitet, desto besser werden diese Fragen im besten Fall, aber für gute Antworten ist der Therapeut weiterhin eher ungeeignet.

Zudem überfordern die richtigen Antworten die Patienten mitunter. So habe ich beispielsweise eine recht eindeutige, erfahrungsbasierte Meinung zu gewalttätigen Beziehungen. Diese sollte man umgehend beenden und nie, nie wieder auffrischen. Dennoch habe ich festgestellt, dass nicht einmal dieser Rat hilfreich ist, wenn die Patientin für sich noch nicht so weit ist, diese Entscheidung zu treffen. Sie hört dann nur meine Worte, aber sie helfen ihr nicht.

Mich hat in dieser Hinsicht am meisten das Konzept der *Motivationalen Gesprächsführung (motivational interviewing)* geprägt, dass die Herren Miller und Rollnick für Suchtkrankheiten entwickelt haben. Über Jahrzehnte war auf dem Gebiet der Suchttherapie das Problem der behandelnden Ärzte, dass die Ursache der Krankheit so einfach erkennbar war und dass die Patienten gleichzeitig so wenig in der Lage waren, etwas daran zu verändern. Die Patienten kamen und sagten: »Meine Frau sagt, ich trinke zu viel.« Die Ärzte führten daraufhin viele Untersuchungen durch und sagten am Ende: »Sie müssen ab sofort abstinent leben.« Die Patienten bedankten sich höflich, gingen ihrer Wege und tranken weiter. Die Ärzte hatten recht und dennoch konnten sie den Patienten nicht helfen. Warum?

Miller und Rollnick machten den einfachen Vorschlag, die Patienten nicht von der Stufe der Vorahnung eines Problems zur Stufe der Veränderung dieses Problems befördern zu wollen, weil dazwischen einfach viele kleine Stufen sind, die der Patient nehmen müsste, wenn er am Ende dieser Stufen eine Veränderung seines Problems bewerkstelligen soll. Und die interessante Grundannahme war, dass der Patient in seinem inneren therapeutischen Prozess nicht einfach etliche Stufen überspringen kann, nur weil der Arzt diese Stufen nicht braucht.

Das heißt, dass man auf die oben erwähnte Aussage zunächst so reagiert: »Warum sagt Ihre Frau, dass Sie zu viel trinken?« Möglicherweise berichtet der Patient nun von Eheproblemen oder von Kommunikationsproblemen oder von sonst was. In jedem Fall bemerkt er, dass der Therapeut ihm zugehört hat. Sehr häufig wird der Patient auch etwas antworten wie: »Na, hören Sie mal: Ich trinke jeden Abend zwei Liter Wein, das ist ja wohl nicht gerade wenig.«

»Sie meinen, das ist viel?«

»Hallo! Das ist richtig viel! Das müssten Sie doch wissen – so als Arzt.«

»Heißt das, dass wir zumindest Ihre Frau weglassen könnten?«, würde man nun diesen Patienten fragen.

»Wie meinen Sie das?«

»Na, ob es richtig wäre zu sagen, dass Sie – manchmal oder gelegentlich – zu viel trinken?«

Es ist überraschend, wie häufig sich Gespräche tatsächlich auf diese Weise abspielen. Der große Vorteil ist nun, dass man von diesem Zeitpunkt an nicht mehr darüber spricht, warum die Frau des Patienten sagt, er würde zu viel trinken, sondern man direkt über die Meinung des Patienten sprechen kann, dass er zu viel trinkt. Mit etwas Glück entwickelt sich so sein Denken von der Stufe der Vorahnung zu einer Stufe der Ahnung. Denn wenn der Patient der Meinung ist, dass er – zumindest manchmal – zu viel trinkt, hat dieser Umstand möglicherweise eine Bedeutung für ihn. Danach sollte man ihn als Nächstes fragen. Es könnte bedeuten, dass er meint, es wäre besser, wenn er weniger trinken würde, was wiederum die Frage nach sich ziehen würde, wie und wann er das in Angriff nehmen würde.

All das vollzieht sich schrittweise und langsam und die Funktion der Therapeuten besteht darin, die richtigen Fragen an der richtigen Stelle zu stellen, um die Patienten dahin zu führen, wohin sie gehen wollen und können, nicht dahin, wo die Therapeuten sie haben wollen. Häufiger kamen auch schon Patienten zu mir und sagten: »Können Sie mir bitte Blut abnehmen, ich muss wissen, ob ich zu viel trinke.« Nach der alten ärztlichen Logik würde ich nun Blut abnehmen und dem Patienten sagen, ob seine alkoholbezogenen Parameter innerhalb oder außerhalb des Normbereichs sind. Aber ich überrasche diese Patienten immer mit der Frage: »Warum soll ich Ihnen Blut abnehmen, damit Sie wissen, ob Sie zu viel trinken? Das ergibt doch keinen Sinn.«

»Wie meinen Sie das?«

»Nur Sie können doch wissen, ob Sie zu viel trinken. Bevor man eine Messung macht, sollte man sich immer fragen, was man mit dem Ergebnis anfangen möchte. Wenn ich Ihnen jetzt Blut abnehme und es kommt heraus, dass Ihre Blutwerte nicht in Ordnung sind, hilft Ihnen das weiter? Und wenn die Blutwerte in Ordnung sind, heißt das dann, dass Sie nicht zu viel trinken? Erklären Sie es mir.« So kommt man häufig in ein gutes Gespräch über die eigentlichen Themen und ich empfehle den Patienten in der Regel, doch einfach mal eine Woche lang keinen Tropfen Alkohol zu trinken und sich dann wieder bei mir vorzustellen. Spätestens dann wissen sie, woran sie sind.

All das sind Prozesse, die schrittweise ablaufen, eben keine Beschleunigung vertragen und sich aus der Zusammenarbeit von Arzt und Patienten ergeben. Entwicklungen folgen ihrem eigenen Tempo und sind nur maßvoll zu beschleunigen, wichtig ist es, die Entwicklung in Gang zu setzen. Es ist absolut sinnvoll, auf einer freien Fläche Rasensaat auszubringen, aber bekanntermaßen beschleunigt es das Wachstum des Rasens nicht, wenn man an den Halmen zieht. Nichts an diesem Prozess besteht aus Geheimwissen, alles ist irgendwo nachlesbar. Das sollte sogar so sein. Denn anerkannte Heilmethoden stellen sich auch immer der transparenten Überprüfung. Würde ein Gegen-den-Strom-Radiologe plötzlich eine brandneue Röntgenmethode vorstellen, einschließlich selbstgebauter Röntgengeräte, wäre der Zulauf zu ihm gering. So sollte es auch in der Psychotherapie sein. Im Gegensatz zur Kunst und Mode werden in der Medizin anerkannte, bewährte und überprüfte Methoden gegenüber den jungen Wilden bevorzugt. Also gibt es da nichts Geheimes und auch wir haben keine Lösungen für unlösbare Probleme. Und bestimmt haben wir keinen Zauberstab.

Die eine Sache, die ich selbst herausgefunden habe

»Denken Sie, dass es eher genetisch ist, oder wegen der aktuellen Probleme?«

An dieser Stelle möchte ich die eine originäre Erkenntnis verraten, die ich selbst in den vergangenen Jahren meiner Arbeit als Psychiater gewonnen habe: Die großen Oder-Fragen in der Psychologie sind stets mit »Ja« zu beantworten.

Ich bin bemüht, meine Patientinnen und Patienten evidenzbasiert zu behandeln, was heißt, dass ich meine Therapien gemäß dem aktuellen Stand bewiesenen medizinischen Wissens durchzuführen bemüht bin. Ich verordne keine kalten Güsse, keine Medikamente, die ihre Wirkung nicht nachweisen konnten, und pole meine Patientinnen und Patienten nicht elektrisch mit komischen Matten um, weil das nicht hilft. Das Problem besteht darin, dass Ärztinnen und Ärzte wie ich somit eben nur auf der Grundlage der Erkenntnisse anderer handeln und über keine besonderen eigenen Erkenntnisse verfügen. Und das hat ja auch etwas Bedauerliches. Es ist zwar besser, nicht bei einem selbst ernannten Genie in Behandlung zu sein, aber dennoch enttäuschend.

Auch nehmen unsere Behandlungsmethoden oft sehr viel Zeit und Mitarbeit unserer Patientinnen in Anspruch. Erscheint mir ein Fall recht kompliziert und möchte ich dennoch nicht pessimistisch klingen, sage ich manchmal: »Wenn Sie jemanden finden, der eine schnelle, unkomplizierte Lösung für diesen Fall zu bieten hat, dann laufen Sie rasch davon, denn das muss ein Scharlatan sein.«

Aber immerhin diese eine Sache habe ich herausgefunden: Die Patienten und Patientinnen stellen mir oft eine Variante der folgenden Frage: »Liegt es daran, dass ich eine schlechte Kindheit gehabt oder dass ich so viel Stress auf der Arbeit habe oder dass mein Privatleben derzeit so turbulent ist, liegt es am Wetter oder ist es genetisch?«

Und wenn man darüber nachdenkt, wenn man das bio-psycho-soziale Modell der Entstehung von Krankheiten, wenn man das Zusammenspiel biologischer Vulnerabilitäten, sozialen Stresses und individueller Situationen versteht und in vielen Fällen selbst schon gesehen hat, dann kann man auf diese Oder-Frage nur mit »Ja« antworten. Das war es schon, das ist meine einzige, bisher selbst gewonnene Erkenntnis aus zwanzig Jahren Arbeit auf dem Gebiet: Die großen Oder-Fragen in der Psychotherapie sind mit »Ja« zu beantworten. Es tut mir leid.

Das Tröstliche daran ist, dass es auch viele Faktoren gibt, für die man Veränderungen bewirken oder doch wenigstens versuchen kann. Denn betrachtenswert sind nicht die Faktoren, an denen man nichts ändern kann. Warum sollte man die genetische Vulnerabilität der Patientin aufwendig untersuchen lassen, wenn daran wenig zu ändern ist? Und auch die Verletzungen der Vergangenheit lohnen nur dann eine vertiefende Betrachtung, wenn diese darauf gerichtet ist, diese Verletzungen zu überwinden oder zumindest verarbeiten zu können. Es ist ebenso wichtig, in die Zukunft gerichtet zu denken und zu diskutieren und negative Vorerfahrungen nicht als zwangsläufige Mechanismen der Person misszuverstehen. »Ich habe schon mal versucht, weniger zu trinken, aber das hat jedes Mal nicht geklappt«, ist kein Grund, es nicht noch einmal und danach noch einmal zu versuchen.

Denn die einzig sinnvolle therapeutische Haltung ist grenzenloser Optimismus. Keiner von uns weiß mit Gewissheit, was auch nur in der nächsten Minute, geschweige denn in der nächsten Woche passieren wird. Wenn wir aber damit anfangen, dass dieses sowieso nicht funktioniert und jenes doch auch in der Vergangenheit fehlgeschlagen ist, während das Dritte viel zu kompliziert klingt, dann müssen wir es nicht Therapie nennen, dann wird es zur Sterbebegleitung. Es kann sein, dass alles Mögliche nicht funktioniert, aber das weiß man nur, wenn man es wenigstens ernsthaft versucht hat. Und das ist das Gute am »Ja« auf die Oder-Fragen: Es bedeutet eben auch, dass man nichts unversucht lassen soll.

Ein klares und entschiedenes Jein

*»Sind Sie einer von diesen Psychiatern,
die mit Medikamenten behandeln?«*

Medizinische Behandlungsmethoden eignen sich nicht für ideologische Diskussionen. Das heißt, sie eignen sich in Wahrheit hervorragend für ideologische Diskussionen, es kommt bloß nichts dabei heraus. Fragt man mich, ob ich für oder gegen eine medikamentöse Behandlung von Menschen bin, antworte ich natürlich, dass ich gegen eine medikamentöse Behandlung bin. Wie sollte man dafür sein, Menschen mit Medikamenten zu behandeln? Ebenso bin ich jedoch auch gegen Chemotherapie, Blinddarmoperationen und Physiotherapie. Wieso sollte man giftige chemische Stoffe in Menschen hineinschütten, warum sollte man ihre Bäuche aufschneiden, um Teile ihrer wunderbaren Körper zu entfernen, und mit welchem Recht dürfen Körpertherapeuten an schmerzenden Stellen herumdrücken, geschundene Rücken biegen, sie mit harten Wasserstrahlen abstrahlen und nackt in Schlamm legen?

Die Frage, ob ich für oder gegen eine medikamentöse Therapie psychiatrischer Krankheiten sei, beantwortete ich jahrelang mit dem Beispiel eines Chirurgen, der für oder gegen Blinddarmoperationen ist. Niemand würde zu einem Chirurgen gehen, der auf der einen oder anderen Seite dieses Grabens steht. Denn wenn jemand mit starken Bauchschmerzen im Bauchnabelbereich oder rechts davon, Übelkeit und Entzündungszeichen in der Rettungsstelle steht und der Ultraschall einen vergrößerten Durchmesser seines Appendix zeigt, dann wünscht man diesem Patienten, dass der entzündete Wurmfortsatz möglichst bald operiert wird. Wenn man sich aber mit einer Schnittverletzung der rechten Hand in der Rettungsstelle vorstellt, hofft man doch sehr, dass der Chirurg diese Wunde gut versorgt und nicht etwa den

Appendix herausschneidet, weil er nun mal einer dieser Chirurgen ist, die prinzipiell für Blinddarmoperationen sind und der sich eben auch nicht von einer verletzten Hand davon abhalten lässt, diese wunderbare Technik an seinem Patienten anzuwenden.

Typisch ist an diesem Beispiel, dass ich als Psychiater auf ein Beispiel aus der Welt der Chirurgie zurückgreife. Im Bereich der klinischen Medizin sind wohl kaum zwei Fächer so weit entfernt voneinander wie Chirurgie und Psychiatrie. Wir Psychiater bewundern irgendwie immer das Handwerkliche, das Beherzte und Indiskutable der Chirurgie. In meinem Praktischen Jahr des Medizinstudiums war ich einige Monate in der Kinderchirurgie. »Hat das denn wehgetan?«, fragten die Eltern oft Dr. Patel, meinen knapp zwei Meter großen, immer gut gelaunten Oberarzt, nach einem Eingriff an ihren Kindern. »Also ich habe kein bisschen gespürt«, war seine Standardantwort. Dann lachten alle, die Eltern etwas nervöser. Nur als Chirurg kommt man mit so einem Witz ungeschoren davon.

Über Chirurgen sagt man, dass sie uns Psychiater verachten, was beinahe stimmt. Viele von ihnen halten tatsächlich nichts von all dem Blablabla und dem patientenzentrierten Gequatsche, das den psychiatrischen Alltag bestimmt. Aber wehe, es taucht mal ein einziger Patient auf einer chirurgischen Station mit einer einzigen psychiatrischen Diagnose in einer lang zurückliegenden Vergangenheit auf oder eine Patientin braucht ungewöhnlich lange, um nach der Narkose wieder zu geistiger Klarheit zu finden. Dann dauert es nur wenige Sekunden und wir Psychiater werden um Hilfe gerufen. In diesen Situationen hat man den Eindruck, die psychiatrische Notfallnummer hätte einen hohen Listenplatz bei den fest eingespeicherten Nummern in chirurgischen Telefonen.

Als ich mal einen psychisch kranken Patienten auf einer chirurgischen Station besuchte, war gerade Chefarztvisite. Der Chef, umgeben von einer Wolke aus Untergebenen (Chirurgie ist oft noch sehr hierarchisch), erspähte mich und steuerte, gefolgt von der Wolke, auf mich zu: »Ach, Sie sind wohl der Psychiater?«, lachte der Oberbayer. »Sagen Sie, muss man dafür überhaupt Medizin studieren?« Er eröffnete das hämische Lachen des Chores.

Mir war es egal. Er hat angefangen, dachte ich, und er ist ja nicht mein Chefarzt. »Ja«, sagte ich, »wir gehen den ganzen Weg. Bei uns ist es nicht so wie bei den Chirurgen, dass man einfach nur zwei Jahre an die Barbierausbildung dranhängen muss.« Es gereicht ihm zur Ehre, dass er auch darüber lachen konnte. Chirurgen teilen aus, aber sie können auch einstecken.

Doch zurück zu meinem guten alten Blinddarmbeispiel. Das ist nämlich leider in der Zwischenzeit überholt. Eine große Studie zeigte, dass die operative Entfernung des Wurmfortsatzes kaum der konservativen Behandlung des Problems, also der Verordnung von Bettruhe und der Gabe von Antibiotika, überlegen ist. Das ist für die vielen Patientinnen und Patienten, die also nicht operiert werden müssen, ein großer Vorteil, mir tut es trotzdem leid um mein schönes chirurgisches Beispiel.

Es ist unsinnig, für oder gegen Medikamente zu sein. Ich finde, man sollte wissen, wofür man die Medikamente einsetzt, und dann daran den Erfolg ihres Einsatzes messen. Wenn beispielsweise ein Kind frech zu seinen Eltern ist, dann kann man dieses Problem nicht medikamentös behandeln. Einerseits ist *Frechheit* eine schlecht definierte Kategorie. Es ist ein Verhalten, das nur zwischen zwei Menschen entstehen kann. Darum muss man verstehen, ob das, was die Eltern Frechheit nennen, aus entwicklungspsychologischer Sicht in diesem Fall ein normales Verhalten ist und die Eltern mit der Erziehung überfordert oder allgemein toleranzgemindert sind. Vielleicht ist aber auch das, was die Eltern eine Frechheit nennen, ein Verhalten, das gegen bestimmte Paragrafen des Strafgesetzbuches verstößt.

Zweitens ist für kein als *Frechheit* definiertes Verhalten eine neurobiologische oder andere pathophysiologische Grundlage bekannt. Man weiß zwar, dass bestimmte neurologische Defizite abweichendes Verhalten begünstigen können, aber eine biologisch definierbare Konstellation, die bei frechen Menschen immer auftritt und die bei allen nicht frechen Menschen immer fehlt, ist derzeit noch nicht bekannt. Darum ist es auch nicht verwunderlich, dass drittens kein Medikament für die Indikation Frechheit zugelassen ist. Es wurde also noch nie eine große Gruppe frecher Kinder mit einer bestimmten Medikation gegen Frechheit im Vergleich zu einer Scheinmedikation behandelt. Und in diesem Versuch konnte somit auch nicht gezeigt werden, dass Frechheit unter dieser Medikation deutlich stärker zurückging als unter der Standardtherapie. Also sollte auch kein Mensch wegen oder gegen *Frechheit* irgendwelche Medikamente verabreicht bekommen.

Unglücklicherweise gibt es Kollegen, die sich auf die unsinnige Unterscheidung zwischen medikamentös behandelnden und nicht medikamentös behandelnden Psychiatern eingelassen haben. Bei einer vorgeschriebenen psychotherapeutischen Weiterbildung drückte ein neben mir sitzender Kollege seinen Widerwillen gegen gesprächspsychotherapeutische Angebote mit dem Hinweis darauf aus, dass er »überwiegend psychiatrisch tätig« sei. Damit meinte er Tabletten, Spritzen, womöglich kalte Güsse. Seine Vorstellung von »psychiatrischer Tätigkeit« ließ mich schaudern. Wer im ärztlichen Beruf vor allem die Verschreibung von Medikamenten versteht, der hat diesen Beruf nicht verstanden.

Wenn zum Beispiel eine junge Frau in einer schwierigen Lebenssituation eine Depression entwickelt, unter der die Patientin so leidet, dass man sich zum Einsatz antidepressiver Medikamente entschließt, dann sollte man dennoch nicht den Erfolg der medikamentösen Behandlung an der Verbesserung ihrer Lebenssituation messen. Das Antidepressivum wirkt im besten Fall stabilisierend auf die Psyche der Patientin, die vielleicht einige notwendige Schritte in Angriff nehmen kann und nicht mehr unter Suizidgedanken leidet. Dennoch sind für die Veränderung ihrer Lebenssituation Veränderungsschritte notwendig und Medikamente können dabei höchstens unterstützend wirken. Die Veränderungsschritte aber bewirkt diese Patientin selbst, zum Teil mithilfe von Psychotherapie.

Überhaupt kommen zum Psychiater in der Regel Menschen mit psychischen Problemen. Wer keine psychischen Probleme hat und dennoch zum Psychiater geht, hätte zumindest dieses eine, sehr seltene Problem und sollte dafür psychiatrische Hilfe in Anspruch nehmen. Das heißt aber auch, dass unsere Patientinnen und

Patienten wegen psychischer Probleme zu uns kommen, für die sie therapeutische Hilfe suchen. Unsere Dienstleistung ist also eine Therapie für die Psyche unserer Patientinnen. Auch aus diesem Grund finde ich die Unterscheidung zwischen medikamentöser und Psychotherapie unsinnig. Schließlich sollten auch medikamentöse Therapien zur Verbesserung des psychischen Zustandes unserer Patientinnen führen und in diesem Sinne Psycho-Therapie sein.

Wenn es ein Medikament gibt, das auf die Symptomatik dieser Patientin eine nachweisbar günstige Wirkung hat, ist man als Arzt in den meisten Fällen verpflichtet, die Patientin über die Existenz und Wirkungsweise des Medikaments aufzuklären. Die Patientin kann dieses Medikament als aufgeklärte Person ablehnen, das ist kein Problem. Der Arzt ist verpflichtet, ihr das Medikament nicht zu verschweigen, und die Patientin hat das Recht, den womöglich schwereren Weg zu wählen.

Tatsächlich ist es ungeheuer bequem, lukrativ und effektiv, seinen Patientinnen vor allem Medikamente zu verschreiben. Bequem ist es, weil man die geschilderten Probleme nicht in ihrer Komplexität verstehen muss, sondern in eine Handvoll medikamentös behandelbarer Diagnosen einordnet und ein dafür passendes Medikament heraussucht. Lukrativ ist es, weil das Verordnen von Medikamenten in der Zeit, die man braucht, um das Rezept auszufüllen, also in wenigen Sekunden eine abrechenbare Leistung erzeugt. Spricht man mit einer Patientin dreißig Sekunden lang, darf man diese Leistung nicht abrechnen und kann also auch nicht mit Recht gegenüber den Kostenträgern behaupten, sie behandelt zu haben. Verschreibt man ihr aber in der selben Zeit irgendein Medikament, hat man sie nachweislich behandelt und kann eine Leistung abrechnen.

Effektiv ist die alleinige Medikamentengabe, weil man immer eine Antwort hat, wie kompliziert die Frage auch sein mag. Entweder ein Medikament oder die höhere Dosis eines Medikamentes oder ein neues Medikament oder sogar eine Kombination zweier Medikamente. So vergehen Wochen und Monate, immer hat man scheinbar eine Antwort auf die geschilderten Probleme. Viel komplizierter wird es aber und viel seltener wird man als Arzt eine eindeutige Lösung oder eine klare Antwort für die Patientin haben, wenn man die neurobiologischen Probleme mit Medikamenten behandelt, aber für die psychischen oder sozialen Probleme nach psychologischen oder sozialen Lösungen sucht.

Die alleinige Therapie mit Medikamenten oder die ausschließliche Gesprächstherapie aus ideologischen Gründen bedient sich gewissermaßen eines Tricks: Man bekommt ein Problem präsentiert, das mit hoher Wahrscheinlichkeit viele verschiedene Ursachen hat. Davon sucht man sich die eine Ursache heraus, auf die man sich versteht, und geht dann nur auf diese ein. Es ist so, als ob Sie mit einem Spezialisten für Stoffe eine Jacke kaufen wollen. Dieser Spezialist könnte Ihnen unvergleichlich gut bei der Fragestellung helfen, ob eine bestimmte Jacke aus einem guten oder schlechten Stoff ist, er könnte Sie zur Qualität beraten und Ihnen etwas über die Herkunft sagen und wie Sie die Jacke pflegen müssen. Zweifellos sind das wichtige und hilfreiche Informationen. Unglücklicherweise kann er Ihnen nichts sagen zur Farbe der Jacke oder zum Schnitt der Jacke und seiner

Beziehung zur aktuellen Mode und Ihrer Figur und auch nichts dazu, ob Ihnen die Jacke passt. Wenn Sie jetzt Glück haben und in Bezug auf Schnitt und Mode selbst gut im Bilde sind, ist der Stoffexperte vielleicht genau der richtige Mann für Sie. Als Jackenberater würde man ihn vielleicht dennoch nicht bezeichnen, oder?

Genauso dürftig ist es aus meiner Sicht, medikamentöse Behandlungen prinzipiell abzulehnen. Denn es gibt heute für eine Reihe von Problemen effektive Medikamente. Zwar haben alle Patientinnen gewissermaßen das Recht, auch unter schwersten Depressionen voll zu leiden, aber ihr Arzt ist verpflichtet, sie auf jeden Fall fachkundig über die Behandlungsoption mit einem Antidepressivum zu informieren. Diese Behandlung können die Patientinnen ablehnen, sie ihnen aber nicht anzubieten, entspricht nicht dem heutigen Standard der ärztlichen Behandlung.

Es gibt einige chronische Krankheiten wie Diabetes, die dazu führen, dass man lebenslang auf ein Medikament angewiesen ist. Und das ist auch eine häufig geäußerte Befürchtung vor einer medikamentösen psychiatrischen Therapie: »Muss ich das Zeug dann für immer nehmen?« Von der Frage, ob der Patient überhaupt ein Medikament nehmen sollte, wird meistens nahtlos übergegangen zu der Frage, ob er es lebenslang nehmen muss.

Ich finde, dass die Metapher von der Krücke oft am besten für eine medikamentöse Behandlung funktioniert: Ist das Bein gebrochen, kann einem eine Krücke oft dabei helfen, dorthin zu gelangen, wo man hinwill. Mit der Zeit gewöhnt man sich an die Krücke und geht seine Wege immer leichter. Wieder einige Zeit später wird man etwas nachlässiger mit der Krücke, vergisst sie auch schon mal und wird sie schließlich eines Tages ganz in der Ecke stehen lassen.

Dieses Bild veranschaulicht viele Punkte, die ich wichtig finde: Nur, wenn es ein Ziel gibt, kann das Medikament helfen. Warum sollte man konzentrationsfördernde Medikamente bei einem Kind einsetzen, das nicht zur Schule geht, weil es sich in seiner Schule abgelehnt und überfordert fühlt? Hilft einem aber das Medikament, ist oft dessen wichtigste Funktion, dass der Patient während der Einnahme des Medikaments verlernt, was er nicht kann.

Am besten kann ich das anhand eines erwachsenen Patienten mit einer Konzentrationsstörung erklären. Häufig stellen sich diese Patienten vor, weil ihnen das Finanzamt im Nacken sitzt. Sie sind beruflich selbstständig, was den Vorteil hat, dass es keine hierarchische Struktur gibt, in die sie sich einarbeiten müssen, aber den Nachteil, dass sie selbst ihre Steuern machen müssen. Nun stellt sich der Patient verzweifelt vor, da es ihm trotz größter Anstrengungen nicht gelingt, die dringend geforderten Steuerunterlagen aufzubereiten. Er benötigt sogar eine medikamentöse Behandlung, um diese Krisensituation erfolgreich zu bewältigen. Im Jahr darauf schafft er unter der weiteren Einnahme der Medikation erneut seine Steuererklärung. Im dritten Jahr nimmt er die Medikation schon nicht mehr so regelmäßig, aber vor der Abgabe der Steuern denkt er erneut an seine Tabletten. Und vielleicht schon im vierten Jahr ist er so gewiss, dass er seine Steuererklärung bewältigen kann, dass er dies ohne Medikamente schafft. Er hat die Überzeugung abgelegt, dass er das nicht kann. Dann wird zwangsläufig auch die Zeit kommen, in der dieser Patient das

Medikament unregelmäßiger, selten und schließlich überhaupt nicht mehr einnehmen wird.

Im Übrigen verordne ich praktisch nie Medikamente beim ersten Termin. In der Regel schreibe ich das Medikament, was ich empfehlen würde, und eine Alternative auf einen Zettel, den ich der Patientin aushändige. Dann kann sie zu Hause das tun, was jeder macht: nach dem Medikament googeln. Ich gebe ein paar Hinweise zum Googeln nach Medikamenten und warte dann, wie sich die Patientin beim nächsten Mal entscheidet. Wenn sie wirklich denkt, dass sie ein Medikament brauchen wird, mache ich noch ein medizinisches Risikoprofil, das heißt, ich nehme ihr Blut ab, überweise sie zum EKG oder EEG. (Ich kenne mich mit beiden Untersuchungsmethoden nicht gut genug aus. Ich könnte also ein EKG oder ein EEG erstellen, aber würde die Ergebnisse nicht lesen können. Ich weiß, dass diese Art von Unwissen einige meiner Kollegen nicht hindern würde, aber mir ist es unangenehm, für etwas Geld zu verlangen, das ich nicht kann.)

Zum nächsten Termin kommt die Patientin dann bestens vorbereitet zurück. Sie hat sich meine Empfehlung im Rahmen ihrer Computerrecherche zu eigen gemacht und kann sie jetzt entweder informiert ablehnen oder gern annehmen. Ihr sind vielleicht individuelle Probleme dieser Medikation in Bezug auf ihre persönliche Vorgeschichte aufgefallen, die ich übersehen hätte. Vielleicht haben viele ihrer Verwandten Bluthochdruck und die Medikation verursacht häufig diese Nebenwirkung. Oder sie lebt gerade in einer neuen Beziehung und die Medikation verursacht Libidostörungen. Außerdem denkt sie hoffentlich, dass ihr Arzt sie als Partner auf

Augenhöhe in solche wichtigen Entscheidungen wie die Einnahme eines Medikamentes einbeziehen will. Wenn ich jetzt die Medikation erneut aufschreibe – diesmal auf ein Rezept –, dann ist neben der biologischen Wirksamkeit auch die positive individuelle Erwartungshaltung der Patientin an das Medikament optimiert und das Medikament hat gute Chancen, bei ihr zu wirken.

Das Gegenteil des hier beschriebenen Verlaufs hat mich zu diesem Vorgehen inspiriert: Ich verordne sofort ein Medikament, das die Patientin aus der Apotheke holt. Sie nimmt es ein paar Tage lang ein, hat aber einige Fragen, vielleicht sogar Zweifel. Bekommt sie nach einer Woche Bauchschmerzen oder etwas Ähnliches, googelt sie nach dem Zusammenhang zwischen »Bauschschmerzen« und »dieses Medikament«. Irgendeine Seite, vermutlich eher Hunderte wird die Suchmaschine dann schon ausspucken, obwohl der Zusammenhang ihrer Bauchschmerzen mit der Medikation recht unwahrscheinlich ist. Sie setzt das Medikament ab und lagert das sauteure Präparat vermutlich noch ein paar Jahre in ihrem Medizinschränkchen. Ihre Störung verschlechtert sich noch ein wenig. Zu ihrer alten Symptomatik ist nun das neue Problem hinzugetreten: »Ich habe dieses Problem und nicht einmal Medikamente haben mir geholfen. Vielleicht kennt sich mein Arzt nicht aus oder es gibt keine Hilfe für mich.« So kehrt sie dann zurück zur Sprechstunde. Die Erwartungshaltung an das nächste Medikament, das ich verschreibe, ist zumindest stark eingeschränkt.

Verschreibe ich also Medikamente? Ich würde sagen Ja und Nein. Nein im Sinne der Anklage. Ja im Sinne der Patientinnen und Patienten.

Ich habe keine Ahnung, was Kurt Cobains Problem war

*»Was – denken Sie –
war das psychische Problem
von Vincent van Gogh?«*

Ich habe viel Verständnis dafür, dass die Leute nicht glauben wollen, dass wir Psychiaterinnen und Psychiater einmal Medizin studiert haben, ich kann es ja selbst kaum noch glauben, dass ich diese Aneinanderreihung von Prüfungen nicht nur durchlaufen, sondern auch noch bestanden haben soll. Und sosehr ich mir wünschte, mein Gehirn wäre ein Regal, in dem jedes gelesene Buch abgestellt und nun dort mit all seinen Worten vorhanden ist, und all das Fachwissen, das ich einst erlernte, sei für mich ewig parat, so sehr muss ich doch eingestehen, dass auch mein Gedächtnis ein dynamischer Ort ist. Wenn man weiß, wer der aktuelle Trainer des SC Paderborn 07 ist, bedeutet das leider auch, dass dafür irgendein anderer Fakt tiefer im schwer zugreifbaren Keller ehemaliger Erinnerungen gelagert werden muss. Ob ich heute noch mal ein Medizinstudium erfolgreich absolvieren könnte? Vielleicht würde ich es schaffen, weil ich mich selbst und meine Probleme heute besser kenne und außerdem Fragen leichter decodieren könnte, aber sicher würde ich es nicht noch einmal so hinbekommen wie damals.

In jedem Fall ist ein Grundproblem der Wahrnehmung der Psychiatrie, dass die Menschen sie nicht als einen ärztlichen Berufszweig auffassen. »Ja, natürlich«, sagen dann die Leute beschwichtigend, wenn man sie daran erinnert. Aber sie sagen es so, wie sie einem Kind zustimmen, dass es natürlich auch ein Künstler ist, wenn es ein Bild gemalt hat. Formal und bei ganz offener und weiter Auslegung des Begriffs ist das auch richtig, aber – machen wir uns doch nichts vor! Das Pferd des Kindes ist nur mit Mühe als Pferd zu identifizieren und das liegt nicht etwa daran, dass es abstrakt malt. Und es mag sein, dass der Psychiater – für viele überraschend – Medizin studiert hat, aber deswegen ist er doch kein Arzt so wie ein Hautarzt oder ein Kardiologe oder ein Neurochirurg. Er kennt sich nicht aus mit dem Herzen, er kennt sich nicht aus mit Ekzemen, er weiß nicht, wie man Bandscheiben operiert – und so was will sich Arzt nennen lassen.

Und tatsächlich sind unsere wichtigsten Untersuchungen anders als bei vielen anderen Ärzten – sie bestehen aus Gesprächen und nicht aus gerätegestützten Inspektionen oder Explorationen des menschlichen Körpers und seiner Teile. Theoretisch, und das wird man in jedem psychiatrischen Lehrbuch finden, sollten wir unsere Patienten auch körperlich untersuchen, aber das passiert eigentlich nur noch bei psychiatrischen Krankenhausaufenthalten. Tatsächlich kannte ich einen Psychiater, der großen Wert darauf legte, seine Patientinnen bei jeder Vorstellung körperlich zu untersuchen, aber ich weiß nur deshalb von ihm, weil ich einige Patientinnen habe, die von ihm zu mir gewechselt sind. Den Patientinnen kam dieser Psychiater komisch vor und ich kann sehr gut nachvollziehen, warum.

Also untersuchen wir nicht körperlich, verzieren unseren Hals nicht mit einem Stethoskop und unsere Stirn nicht mit einem Ohrenspiegel. Wir haben keine Holzspatel und kein EKG, noch nicht einmal ein Ultraschallgerät steht in den meisten psychiatrischen Praxen herum. Und ein Ultraschallgerät hat doch heutzutage eigentlich jeder Arzt, der etwas auf sich hält!

Weil wir also nur mit unseren Patienten reden müssen, um eine Diagnose zu stellen, und dann auch noch mit den Patienten weiterreden, um sie zu heilen, entsteht der Eindruck, dass unsere Patientinnen und Patienten vielleicht nicht einmal persönlich anwesend sein müssten, damit wir unsere Heilkunst vollziehen könnten. Und das führt im zweiten Schritt dazu, dass wir Diagnosen bei Menschen stellen sollen, die nicht unsere Patienten sind, die man aber aus Presse, Internet und Fernsehen kennt. Gern lädt man auch Psychiater in Sendungen ein, die dort diese Art von Diagnosen stellen sollen, wie einen Artisten, den man eingeladen hat, um einen bestimmten Trick vorzuführen. Ich habe verschiedene Einwände gegen diese Vorführungen.

Erstens behandeln wir in der Psychiatrie nur Patientinnen und Patienten. Das heißt, wir gehen nicht herum und vergeben Diagnosen an Menschen, die sich pudelwohl fühlen. Gerade Letzteres trifft aber häufig auf die Promis zu, die in der Öffentlichkeit herumstolzieren. Ein Mensch, der sich vollkommen wohlfühlt, ist kein Patient. Wenn andere Menschen unter diesem Menschen oder seinem Zustand leiden, sollten sie etwas für sich tun, um Abhilfe zu schaffen.

Zweitens kennen wir alle von allen Prominenten immer nur das, was diese von sich öffentlich bekannt geben. Manche dieser Promis mögen schlecht beraten sein und keine Filter benutzen. Aber die weitaus meisten wissen ganz genau, was sie tun oder was in ihrem Namen getan wird. Das heißt, wenn jemand unseres Wissens gerade heiratet oder geschieden wurde, wenn diese Person in den bunten Zeitungen unsagbar glücklich oder total verzweifelt ist, wissen wir als Medienöffentlichkeit noch lange nicht, wie es diesem Menschen wirklich geht. Vielleicht hat er sich gerade tatsächlich getrennt und ist traurig, vielleicht kommt aber auch nur ein neues

Produkt auf den Markt und der Prominente möchte sich im Vorfeld einfach nur in Erinnerung bringen. Oder die Zugriffszahlen auf irgendein Medienkonto sind gefallen und sollen nun wieder erhöht werden, weil sonst die Werbeeinnahmen sinken. In einer Zeit, in der zweitklassige Fernsehmoderatoren für hohe politische Ämter kandidieren, um eigentlich nur ihre Bekanntheit zu erhöhen, ist alles möglich. Nur mit Psychiatrie hat nichts davon zu tun.

Drittens ist das persönliche Gespräch kaum ersetzbar. Als damals das Internet in die Welt kam, rechneten viele Zeitungsartikel mit dem Ende der Bürogebäude. Schließlich kann formal gesehen vieles von dem, was an Interaktion in einem Büro geschehen muss, über das Netz ausgetauscht werden, warum sollte man hohe Kosten für Miete, Büromöbel und Fahrtwege ausgeben, wenn stattdessen die Menschen bequem in ihrem eigenen Zuhause arbeiten könnten. Wir bemerken, dass das nicht so eingetreten ist. Auch die internetaffinsten Start-ups haben Firmenräume, in denen Menschen persönlich aufeinandertreffen, dies wird sogar durch gemütliche Kaffeeecken und Tischtennisplatten ausdrücklich gefördert. Und es ist ja eine der Fragen unserer Zeit, ob wir Menschen uns immer mehr optimieren sollten, um am Ende perfekt wie Maschinen zu sein, oder ob die Maschinen für uns Menschen da sein sollten. Wenn zwei Maschinen perfekt gegeneinander Schach spielen und wieder und wieder ein Remis erreichen, dann ist das eben langweilig und vor allem nicht menschlich. In der psychiatrischen Praxis ist diese Diskussion nicht existent, nichts ersetzt das persönliche Gespräch mit seinen zahllosen Möglichkeiten der Interaktion mit seinem Gegenüber, dem feinen

Ohr für die Zwischentöne und bestimmte Reaktionen auf bestimmte Themenfelder.

Viertens dürfen auch wir über unsere Patientinnen und Patienten nicht sprechen, weil es die Schweigepflicht gibt, die für uns wie für alle Ärztinnen und Ärzte gilt. In der Psychiatrie lernst du sogar, die Schweigepflicht ganz genau zu beachten, denn bei uns ist es gewissermaßen schon interessant, dass jemand überhaupt in Behandlung ist. Wenn Schauspielerin X in einer kardiologischen Praxis ist, dann könnte das alles Mögliche heißen, hat aber keinerlei Nachrichtenwert. Ist jedoch selbige Schauspielerin in stationärer psychiatrischer Behandlung, reicht das den Zeitungen locker für eine Schlagzeile. Also kennen wir unsere Patientinnen zumindest öffentlich nicht. Das heißt, wenn ich etwas Interessantes über einen lebenden Prominenten zu sagen hätte, dann dürfte ich das aus strafrechtlichen Gründen nicht tun. Wenn ich etwas über einen lebenden Prominenten sagen kann, ist es ebenso Spekulation wie das, was die Gemüsehändlerin über den Prominenten sagen kann. Nur dass die Gemüsehändlerin sich vielleicht schon etwas länger mit dem Thema befasst und ihre Meinung insofern etwas mehr Gewicht hat.

Fünftens möchte ich nicht, dass die Leute denken, dass Psychiatrie so eine Blödsinns-Disziplin zwischen Reality-Fernsehen und Jahrmarktsattraktion ist. Ich wäre dafür, dass jeder sich so unseriös betätigende Kollege von einem Fachgremium zur Rechenschaft gezogen wird. Denn es ist ja nicht nur für den einen Psychiater selbst peinlich, wenn er sich beispielsweise zur Persönlichkeit von Kurt Cobain auslässt, mit dem er niemals gesprochen hat, sondern es ist für uns alle peinlich, er verdirbt den Ruf aller Psychiaterinnen und Psychiater. Ein Kollege von mir schlug im *Spiegel* vor, solche Personen bei öffentlichen Auftritten nicht als Vertreter ihres Fachs auszuweisen, sondern in der Rolle, die sie bei ihrem Auftritt einnehmen. Zum Beispiel als »Rentner aus Halle, ärgert sich über die Bundeskanzlerin«.

»Ah ja, Psychiatrie«, müssen wir uns dann anhören, »diese *Wissenschaft*, die verstorbenen Menschen Diagnosen hinterherschickt.« Ich persönlich würde auch keine Kardiologin aufsuchen, die bei verstorbenen Prominenten Defekte im EKG feststellt, und wenn mein Eindruck wäre, dass Kardiologen prinzipiell mit solchem Unsinn beschäftigt sind, würde ich ihnen mein Herz gar nicht anvertrauen.

In meiner Zeit als Ansprechpartner für die Medien eines großen Berliner Krankenhauses erreichte mich folgende Anfrage: »Dreiunddreißig chilenische Bergleute sind seit Tagen verschüttet. Können Sie uns sagen, wie diese Menschen fühlen, was sie denken?«

Meine spontane Antwort war: »Ich will hier raus«, und damit meinte ich nicht nur die Bergleute. Ich empfinde es geradezu als Verhöhnung, Menschen in Notlagen oder gar Verstorbenen noch psychiatrische Diagnosen anzuheften, als wüsste man irgendwas über sie. Und wenn man so etwas tut, erweist man damit den Patientinnen und Patienten und unserer Disziplin wirklich keinen Gefallen.

Irgendeinen Kollegen haben sie dann leider trotzdem gefunden, der ihnen die zehn Sekunden als Experte im weißen Kittel in die Kamera gesprochen hat. Aber wenn nicht einmal die Psychiaterinnen und Psychiater alles dafür tun, dass unser Fachgebiet als medizinische Wissenschaft verstanden wird, wie sollen wir es dann von anderen verlangen?

Ein männlicher Therapeut

*Es gibt zwei Dinge,
die Männer wirklich signifikant
häufiger machen als
Frauen, aber die müssten sie
bitte selbst googeln.*

Nachdem ich meinen Berufswunsch erfolgreich in ein Studium übersetzt hatte, stand ich am Studienende vor der umgekehrten Herausforderung. Zu dieser Zeit, am Ende der 90er-Jahre, gab es gerade mehr junge Ärzte als freie Stellen und natürlich sprach man von einer *Ärzteschwemme*. Es gab sogar die Legende, dass die wohlhabenden Eltern einer jungen Absolventin einer Kinderklinik Drittmittel gespendet hätten, von denen die Klinik dann die Absolventin als *Ärztin im Praktikum* eingestellt hatte, dass also die Eltern ihre Tochter direkt in die Klinik gekauft hätten. Wie es sich für solche Legenden ziemt, hatte es ein Freund von einer Bekannten aus sicherer Quelle erfahren und die Klinik, an der sich das zugetragen hatte, war einerseits immer eine Kinderklinik (weil die Stellen dort besonders begehrt waren) und andererseits immer ausreichend weit weg, um nachprüfbar zu sein, und gleichzeitig nah genug dran, um wahrscheinlich zu wirken. (In meinem Fall war es Hannover.)

In jedem Fall waren wir Medizinstudenten sehr frustriert, nach der harten Arbeit während unseres Studiums, den vielen Stunden über Büchern, dem pflichtschuldigen Lernen noch der sinnlosesten Nebensächlichkeit keinen roten Teppich zum Eingang der nächstbesten Klinik ausgerollt zu bekommen, sondern uns in der harten Realität eines umkämpften Berufsmarktes wiederzufinden. Ich hatte mich um meine Traumstelle beworben: an der Klinik für Kinder- und Jugendpsychiatrie der Berliner Charité und hatte diese Stelle sogar bekommen. Dass ich noch sechs Monate warten musste, bis ich die Stelle antreten konnte, spielte überhaupt keine Rolle. Es spielte auch keine Rolle, dass ich in dem Studentenjob, den ich zur Überbrückung machte, knapp dreimal so viel verdiente wie in meiner ersten Stelle als Arzt. Mir war alles recht. Ich konnte den weißen Kittel überstreifen und war Arzt. Auch meine einzige andere Kollegin auf der Station freute sich, dass ich meinen Job pünktlich antrat, denn so konnte sie endlich mal wieder Urlaub machen, ich hatte also die Station weitgehend allein, misstrauisch beäugt vom Pflegepersonal, das mich einerseits beobachten, andererseits natürlich auch formen wollte.

Ich muss zugeben, dass ich mindestens ebenso überfordert wie glücklich mit meiner neuen Situation war. Wohl auch darum ist mir eine Mutter in Erinnerung geblieben, die ihren Sohn nicht von mir aufnehmen ließ. Eine Aufnahme war eine große Angelegenheit: Alle möglichen Unterlagen wurden vorbereitet, der Bettenplan auf Station verändert, Therapiepläne vorbereitet, die Bezugsbetreuerinnen wurden bestimmt, Essen wurde bestellt, Blutentnahmen angemeldet. Die Prozedur beanspruchte praktisch die Arbeitszeit eines Vormittags von zwei bis drei Mitarbeiterinnen. Dass also diese Mutter die Aufnahme abbrach, um mit ihrem Sohn von dannen zu ziehen, war eine mittlere Katastrophe. Tatsächlich wäre ich heute gern noch einmal in dieser Situation, um zu sehen, wie sie sich mir heute darstellte. Sicher war diese Mutter ohnehin mindestens ambivalent bezüglich der stationären Behandlung und suchte nur einen Grund, warum sie diese nicht machen sollte. Und gewiss war ich nicht souverän, denn auf so etwas hatte mich nichts und niemand vorbereitet. Es war nicht nur das erste Mal, dass mir so etwas passierte, sondern während meiner fast fünfzehn Jahre im Krankenhaus auch das letzte Mal.

Diese Mutter jedenfalls zog schimpfend und schreiend von dannen und bevor sie die Tür zum letzten Mal zuknallte, rief sie: »Hier bleiben wir nicht. Der Chefarzt ist ein Scheusal und der Stationsarzt noch ein Kind!«

Das saß! Zeit meines Lebens bin ich jünger geschätzt worden, als ich meinem Geburtsjahr nach bin, und erst jenseits meines dreißigsten Geburtstags fing dieser Umstand mir zu gefallen an. Doch dass eine Mutter die Behandlung ihres Sohnes ablehnte, weil sie mich zu jung fand, bereitete mir natürlich besondere Sorgen. Vielleicht hatte sie recht? Vielleicht war ich zu jung? Und schließlich hatte ich selbst keine Kinder, ein Fakt, auf den ich auch wiederholt durch Eltern meiner Patientinnen hingewiesen wurde, insbesondere, wenn ich sie zu den Problemen ihrer Kinder beraten wollte. »Haben Sie selbst Kinder?« – »Nein.« Todesstoß-Joker, Game over.

Was für Ärzte wollen wir? Jedenfalls wollen wir keine jungen, unerfahrenen, die selbst fast noch Kinder sind. Wir wollen natürlich aber auch keine alten, deren Ausbildung schon Jahrzehnte zurückliegt und die bei einsetzender Altersdemenz versuchen, alles mit Jodlösung und Senfpflastern zu kurieren. Wir wollen Ärzte, die irgendwo zwischendrin liegen. Aber wie wollen wir die Altersgrenzen definieren? Wollen wir sagen, zwischen 30 und 59? Oder lieber 35 und 52? Und was ist mit denen, die erst mit 28 angefangen haben, Medizin zu studieren? Sollten wir nicht lieber sagen: mindestens 30 oder fünf Jahre nach Abschluss der Facharztausbildung bis 52? Was dann im Falle der Studentin, die erst mit 28 ihr Studium begonnen hat, heißen würde, dass sie für uns erst im Alter von 40 Jahren ungefähr gut genug wäre und insgesamt nur zehn Jahre in dem Beruf arbeiten kann, für dessen Ausbildung sie zwölf Jahre gebraucht hat. Und wie sollen die mittleren Ärzte, die wir uns wünschen, ihre notwendigen medizinischen Erfahrungen gesammelt haben? Mit anderen Patienten, richtig? Mit irgendwelchen anderen Patienten, die – zumindest aus unserer Sicht – weniger wert sind als wir selbst.

Nein, so funktioniert es nicht. Wir sollten bei unseren Ärztinnen und Therapeuten nicht auf Äußerlichkeiten achten. Die junge, unerfahrene Ärztin bringt sehr aktuelles Wissen direkt aus der Uni in den Fall mit ein und ist außerdem vielleicht bereit, sehr viel Zeit und Energie für einen einzelnen Patienten aufzubringen. Der ältere Kollege hat sehr viel Erfahrung mit einer bestimmten therapeutischen Strategie gesammelt, die in fünf Jahren zur Verwunderung der medizinischen Wissenschaft ein unerwartetes Comeback feiert. Die sehr alte Kollegin hat schon so viel gesehen, dass sie ihren Patienten vor sinnlosen Interventionen beschützt und mit ihrer Gelassenheit entscheidend zum guten Ausgang des Falls beiträgt.

Wir brauchen vor allem engagierte Ärzte, die willens und in der Lage sind, sich mit unserem Fall zu befassen. Trifft man als Psychotherapeut dann auch noch auf engagierte Patienten, ist der therapeutische Prozess wie Zauberei. Ein Zahnrad greift ins andere, Fragen werden zu Antworten, die neue Fragen hervorrufen, auf die Antworten nur gewartet haben. So erreicht man manchmal in einer Stunde, was man sich nicht für ein halbes Jahr vorgenommen hätte. Ich erinnere mich, wie ich einmal zu einer Patientin sagte, ihr Verhaltensmuster des wiederholten Zurückkehrens in eine bestimmte Situation rufe bei mir Assoziationen mit dem Begriff der Schuld hervor. Sie schaute mich ganz merkwürdig an und ich überlegte, ob ich etwas Falsches gesagt hatte. Aber sie dachte nach. »Meine Mutter«, sagte sie schließlich. »Sie konnte mich nie akzeptieren, weil sie durch mich an meinen Vater gebunden blieb, und ich konnte nie akzeptieren, nicht von ihr geliebt worden zu sein.« Statt zwei Jahre für diese Erkenntnis zu benötigen, wie das durchaus angemessen gewesen wäre, hatte sie die Patientin auf einmal gewonnen.

In diesen Momenten habe ich das Gefühl, dass es gleichgültig wäre, wer ihnen gegenübersitzt: ein Psychologe, eine Psychiaterin oder ein Wassereimer. Wenn die Patienten hoch motiviert nach Lösungen für ihr Problem suchen, besteht die Aufgabe der Therapie manchmal vor allem darin, der Ort und die Zeit zu sein, wo die Patienten diese Lösungen finden können, und ihnen dabei nicht durch neunmalkluge Anmerkungen im Weg zu stehen. Es erinnert mich an Sportstudios oder meine Physiotherapie. Die meisten Übungen, die man dort macht, könnte man ebenso gut zu Hause oder im Park ausführen – allein, man tut es nicht. Es ist die Funktion funktionierender Fitnessstudios, uns das Geld abzuknöpfen, damit wir motiviert sind, den Ort und die Zeit für Fitnessübungen aufzusuchen.

Mit meiner Physiotherapie war es fast genau so: Bei meinem ersten Bandscheibenvorfall fand ich mich auf den Liegen kundiger Physiotherapeutinnen wieder und dachte, während sie mich wieder zurechtbogen: »Das könntest du auch zu Hause selbst machen.« Zu Hause übte ich dann meine Übungen und kümmerte mich um die Biegsamkeit meines Rückens – ungefähr vier Wochen lang. Als mich nur zwei Jahre später mein zweiter Bandscheibenvorfall ereilte und die gleichen Übungen auf denselben Liegen derselben Therapeutinnen wieder machte, dachte ich: »Beim letzten Mal hast du dir gedacht, du könntest das auch zu Hause selbst machen, und warum hast du das nicht getan, du Vollpfosten?« Ich lasse mich nicht gern ausschimpfen, schon gar nicht von mir selbst, und betreibe seitdem in schöner Regelmäßigkeit Yoga, mein Rücken scheint darüber sehr zufrieden zu sein.

In therapeutischen Prozessen kommt es also darauf an, dass man selbst motiviert und das Gegenüber versiert und engagiert ist. Es kommt aber nicht darauf an, ob das Gegenüber besonders jung erscheint oder besonders alt ist. Und es kommt meiner Überzeugung nach auch nicht darauf an, ob das Gegenüber ein Mann oder eine Frau ist, ob er oder sie Kinder hat, Lakritze mag oder Hunde. Frauen mit Erlebnissen von sexualisierter Gewalt in der Vergangenheit empfehle ich meist eine weibliche Therapeutin, eine meine Regel bestätigende Ausnahme. Obwohl interessanterweise auch schon in solchen Fällen die eine oder andere Patientin meinen Rat nicht annahm und lieber mit mir als Therapeuten vorliebnahm. Und klar, dass wir es hinbekommen haben.

Wenn aber (meistens sind es) Eltern vor allem deswegen ihre Kinder bei mir vorstellen, weil ich ein Mann bin, dann bin ich wenig begeistert. Damit will ich nicht sagen, dass Kinder nicht auch männliche Vorbilder haben sollten. Es ist schon richtig, dass sich im Bereich früher Erziehung sehr wenige und vermutlich sogar zu wenige männliche Lehrer und Erzieher finden. Aber dieses gesellschaftliche Problem ist nicht dadurch zu lösen, dass ein Therapeut oder ein Trainer plötzlich ein Mann ist.

Erstens hoffe ich, vor allem wegen meiner Qualifikation, vielleicht sogar wegen meines Rufs aufgesucht worden zu sein und nicht, weil ich mit der Genkonstellation 46 XY zur Welt gekommen bin. Es hat etwas mild Beleidigendes, wenn man an der Fachschule Zeulenroda hätte studieren und seine Facharzturkunde beim Bingo gewonnen haben könnte, solange man nur eine tiefe Stimme und Bartwuchs hat. Wenn man dieser Logik folgt, müsste diesen Patienten auch damit geholfen sein, wenn sie Kneipen, Fußballstadien oder Pferderennbahnen aufsuchten. Denn da finden sich auch sehr viele Männer, deren Gegenwart sie genießen könnten. Zweitens habe ich im Verlauf der letzten zwanzig Jahre viele Therapeutinnen kennenlernen können, die meisten von ihnen waren und sind Frauen. Und ich kann nicht sagen, dass ich eine besondere Häufung für therapeutisches Geschick bei Männern entdeckt hätte. Damit will ich auch nicht sagen, dass Männer kein therapeutisches Geschick hätten, ganz im Gegenteil. Es gibt nur keine Hinweise darauf, dass Männer den Frauen in dieser Hinsicht signifikant überlegen wären. Wir können das genauso gut. Allein das ist es, worauf es ankommt.

Ein »ja«,
das ich stets verneine

»Sie wissen ja – damals in Frohnau.«

Obwohl ich das Ganze nun schon so lange mache, hat meine Faszination für den therapeutischen Prozess bis heute nicht nachgelassen. Einerseits besteht die Aufgabe darin, sich ganz dem Patienten und seinen Belangen zu widmen. Andererseits ist es fast ebenso wichtig, dass auch der nächste Patient pünktlich seinen Termin wahrnehmen kann. Also muss ich die Uhr im Blick behalten. Einerseits will ich ganz und gar für meinen Patienten da sein. Andererseits muss ich Hunderte Patienten im Jahr sehen, wenn meine Praxis ein wirtschaftlich sinnvolles Unternehmen bleiben soll. Einerseits stehen die Belange des Patienten ganz im Vordergrund. Andererseits ist es für mich hochrelevant, wenn die Wünsche des Patienten und die Möglichkeiten seiner Versicherung in starkem Widerspruch zueinander stehen.

Ich kann auch nicht die Zeit, die ich für den Patienten habe, davon abhängig machen, wie dramatisch die berichteten Probleme sind. Wenn der Patient sich nur ordentlich ins Zeug legt, widme ich ihm zwei Stunden, wenn er nicht abliefert, muss er nach zwei Minuten wieder raus. Besonders verwundert wären dann die Patienten, die mal eine ganze Stunde mit mir gesprochen haben, um beim nächsten Termin nach wenigen Minuten verabschiedet zu werden. »Es tut mir leid, aber Ihre heutigen Themen reichen nicht einmal für eine Viertelstunde. Kommen Sie bitte wieder, wenn Sie mehr auf der Pfanne haben.«

Die Interaktion mit den Patienten ist ein schwebendes Miteinander. Das sollte sehr freundlich sein, ist aber nicht freundschaftlich. Denn es geht nur um den einen und der andere lässt sich dafür bezahlen. Es sollte sehr empathisch sein, aber nicht zu sehr. Denn der Psychotherapeut muss sich neben dem Mitfühlen auch den Blick von außen bewahren, um helfen zu können. Und bei allem Verständnis muss es immer auch um Grenzen gehen, Grenzen der Zeit, Grenzen des Verständnisses, Grenzen der Zusammenarbeit. Und so mitfühlend man sein muss, so wichtig ist es doch, abends alles hinter sich zu lassen. Denn ein wichtiges Mittel unserer Hilfe ist unsere eigene psychische Gesundheit. Und die wäre sicher massiv gefährdet, wenn wir den ganzen Tag nichts als mitfühlen würden. Es muss einen Feierabend geben.

Das ist der Grund, warum man fast nie die privaten Telefonnummern von Psychotherapeutinnen in Telefonbüchern fand, als es noch Telefonbücher gab. Unsere Patienten wollen uns auch oft nicht als Privatpersonen wahrnehmen. Ein Kollege erzählte mir einmal, dass ihn eine Patientin auf einem Konzert gesehen hatte, das sie zufällig beide besuchten. Sein ausgelassenes, fröhliches Tanzen mit einem Bier in der Hand war Thema der nächsten drei Sitzungen. Die Patientin war schockiert von diesem Anblick. Ihr Therapeut sollte bitte immer seriös und gesetzt sein. Ein anderer Patient kam zu mir, nachdem sein Psychotherapeut sich suizidiert hatte. Der Patient brauchte eine Weile, das zu verarbeiten, insbesondere da dieser Kollege regelmäßig mit ihm einen sogenannten *Anti-Suizid-Vertrag* abgeschlossen hatte. Für den Patienten war es lange schwer zu verstehen, dass dieser Vertrag gewissermaßen einseitig geschlossen worden war.

Vielleicht wäre sogar der mitfühlendste Psychiater der Welt der optimale Therapeut für diesen einen Patienten. Durch sein umfassendes Empathievermögen könnte er diesen einen Fall vollständig verstehen und eine optimale Lösung finden. Aber nach diesem Fall würde er sicher den Beruf an den Nagel hängen, spätestens nach dem zweiten. Und dadurch würde er Hunderte Patientinnen und Patienten nicht behandeln können, die nach diesem einen oder den zwei Fällen seine Hilfe gesucht hätten. So ähnlich läuft es im Krankenhaus ab. Krankenhäuser sollen heute wirtschaftlich arbeiten, was heißt, dass die Patienten dort möglichst kurz verweilen und dabei möglichst preiswerte Behandlungen für möglichst nur eine einzige Diagnose erhalten sollen. Würde man die Vorgaben der Versicherungen ignorieren und alle Patientinnen und Patienten einfach so behandeln, wie man es für richtig hält, dann würde man sicherlich den Patienten, die man gerade in Behandlung hat, sehr gut helfen. Aber über kurz oder lang würde diese wunderbare Station geschlossen und somit kein einziger Fall dort mehr behandelt werden und man stünde dumm da mit seiner Mitmenschlichkeit.

Besonders relevant ist es, was ich von den besprochenen Dingen im Gedächtnis behalten oder durch meine Notizen dorthin zurückholen kann. Denn unser Gedächtnis kann ziemlich linear sein, wir können nicht einmal an zehn Dinge gleichzeitig denken. So sind es oft bestimmte Episoden oder Details, die mir wichtig erscheinen. Ein Patient berichtete mir beispielsweise, wie er sich als Kind eine Leiter genommen hatte und mithilfe einer Pipette und Salzsäure jede einzelne Blüte einer Kletterrose attackiert hatte, die an der Südwand seines Elternhauses wuchs. So sehr hasste er seine Mutter, dass es ihm die Mühe eines ganzen Nachmittags wert gewesen war, die von ihr geliebte Kletterrose anzugreifen. Mit diesem Patienten sprach ich noch über sehr viele andere Dinge, aber die Kletterrose seiner Mutter blieb mir im Gedächtnis.

Ich habe mir angewöhnt, im Gespräch Notizen zu machen, weil ich festgestellt habe, dass das für mich am besten funktioniert. Hinterher habe ich keine Lust dazu, mir Notizen zu machen, auch weil ich im unmittelbaren Anschluss an das Gespräch überzeugt bin, dass ich mich beim nächsten Treffen an alles erinnern werde. Das stellt sich dann als Trugschluss heraus. Denn nach diesem Gespräch führe ich viele, viele andere Gespräche mit vielen anderen Patienten und Nichtpatienten, die in meinem Gedächtnis um Erinnerungsplätze konkurrieren. Also schreibe ich während der Therapien mit. Das ist auch einer der Gründe, warum ich weiterhin Akten aus Papier vorziehe. Ich finde es nicht schlimm, sich während eines Gesprächs ein paar Notizen auf Papier zu machen, aber wenn man während einer Unterhaltung in einen Computer tippt, wirkt es auf mich abgelenkt und distanzierend. Vielleicht würde es der eine oder die andere nicht einmal so empfinden, aber da ich es selbst so empfinde, könnte ich es auch nicht anders vermitteln.

Die Patienten empfinden es manchmal als unangenehm, dass ich mir Notizen mache, dabei wäre ich ohne Notizen hilflos und die Patienten fänden es wohl um ein Vielfaches unangenehmer, wenn ich zwischendurch immer alles vergessen würde. Es gibt wohl kaum etwas Schrecklicheres als einen Therapeuten, der jedes Mal vergessen hat, dass vor Kurzem die geliebte Großmutter seiner Patientin gestorben ist. Und ich schließe definitiv nicht aus, dass mir das passieren würde, wenn ich mir keine Notizen machen würde.

Bei den Kindern in meiner Behandlung habe ich oft

ein Gefühl dafür, ob sie sich in der Schule wohlfühlen oder nicht. Ich spreche das Thema oft an, erkundige mich nach Freunden, Lehrern, Lieblingsfächern. Unglücklicherweise weiß ich dafür oft nicht, in welcher Klasse sie sind, was auf meine jungen Patienten völlig befremdlich wirkt. Aber während mir das eine wichtig ist, ist mir das andere eben weniger wichtig und darum kann ich mich daran nicht erinnern, ich muss es mir aufschreiben.

Auch meine Patienten müssen mit diesem Umstand umgehen können. Manche gehen einfach davon aus, dass ich mich an nichts erinnern kann. Sie gehen davon aus, dass ich den Namen auf der Akte gelesen habe und sonst nicht viel weiß. Das macht es für mich leichter, denn ich weiß immerhin, dass ihre Eltern geschieden sind und der Vater in Irland lebt. Solche Patienten kann ich leicht positiv überraschen. Viel schwieriger ist es mit Patienten, die die Vorstellung haben, mein Gehirn verfüge über so etwas wie eine riesige externe Festplatte mit unbegrenzten Zugriffsmöglichkeiten. Sie sagen dann Dinge wie: »Sie wissen ja, als mein Vater damals den Arbeitsunfall hatte.« Es ist dieses »ja«, das bei mir Warnsignale wachruft. So kurz dieses Wort auch ist, so bedeutungsschwer kann es sein. Es heißt: »Das habe ich Ihnen schon gesagt und Sie werden sich wohl daran erinnern. Wenn Sie sich nicht daran erinnern, woran erinnern Sie sich dann überhaupt? Welchen Sinn haben unsere Gespräche, wenn Sie sich nicht erinnern können, dass mein Vater damals diesen Arbeitsunfall hatte?«

Von dem Arbeitsunfall des Vaters hat die Patientin vor längerer Zeit berichtet und den Unfall damals nicht so dargestellt, dass er mir im Gedächtnis geblieben ist. Vage kann ich mich daran erinnern, ohne dass ich ihm eine Bedeutung zugeordnet habe. Früher hätte ich versucht, gute Miene zum Spiel und irgendwie im Blindflug weiterzumachen. Heute frage ich sofort nach: »Welcher Arbeitsunfall? Daran kann ich mich im Moment nicht erinnern.« Denn entweder muss ich die Bedeutung des Ereignisses begreifen oder die Patientin hat es möglicherweise tatsächlich noch nicht erzählt. Die Mutter eines Patienten von mir vergaß beispielsweise zu erwähnen, dass sie an multipler Sklerose leidet, und erwähnte es nebenbei nach zwei Jahren. Es war für sie und die Familie so selbstverständlich geworden und sie hatte die Krankheit so gut im Griff, dass sie vergessen hatte, es mir gegenüber zu erwähnen. Wir waren beide gleich erstaunt, als ich zum ersten Mal davon hörte. Heute weiß ich es.

Ich bin keine Maschine und will es auch nicht sein, dennoch habe ich den Anspruch, jedem Patienten im Rahmen meiner Möglichkeiten gerecht zu werden. Eigentlich ist es immer wieder ein kleines Wunder, wenn mir das nicht misslingt. Die Faszination hat für mich eben bis heute nicht nachgelassen.

Experte für Hochbegabung

Enthält Cocktailparty-Killer-Fragen

Die Zeiten, sie ändern sich und mit ihnen auch die psychischen Erkrankungen. In den 1860er-Jahren litten noch zahlreiche Frauen an Hysterie, ganze Spezialkliniken kümmerten sich um diese Patientinnen, heute ist diese Diagnose sowohl als sexistisches Konstrukt entlarvt wie auch verschwunden. Das Grundkonstrukt der bis in die 1950er-Jahre verwendeten Diagnose bildete die These, dass die Gebärmutter *(hystera)*, wenn sie nicht regelmäßig mit Sperma gefüttert wird, im Körper umherwandert und sich schließlich im Gehirn festbeißt, was dann die entsprechenden Symptome verursacht.

Heute leiden zahlreiche Patienten und Patientinnen an Borderline-Störungen, schwere psychische Störungen mit Selbstverletzungen und massiven Beeinträchtigungen im sozialen Miteinander, die erst Ende der 1930er-Jahre überhaupt erstmals beschrieben wurden. Man fragt sich, wo die Patienten mit der einen Diagnose früher waren und wo die Patienten, die damals ganze Krankenhäuser füllten, heute sind. Denn wenn man die Patienten heute sieht, scheint es einem nicht möglich, dass es diese Krankheit früher gar nicht gegeben haben soll.

In Krisensituationen war es früher üblich, dass vor allem Frauen in Ohnmacht fielen. In den Apotheken konnte man Riechsalze und andere Produkte erwerben, um dieses häufige Problem schnell zu lösen. Warum bleiben heute die meisten stehen, egal, was sie mit ansehen müssen? Wo sind die Ohnmächte hin?

Doch es gibt auch kulturelle Besonderheiten. So waren schon Zehntausende Asiaten vom Genitalrückzugs-Syndrom betroffen, der krankhaften Angst, dass sich der Penis (seltener auch die Schamlippen oder Brüste) aufgrund von fehlendem *Yang* dauerhaft in den Körper zurückziehen und den Tod des Patienten verursachen könnte. In Malaysia leiden die Menschen an *Amok*, das im amerikanischen Manual psychiatrischer Störungen so definiert ist: »Eine dissoziative Episode, die durch eine Periode des Grübelns charakterisiert ist, auf die ein Ausbruch gewalttätigen, aggressiven oder menschengefährdenden Verhaltens folgt, das sich auf Personen und Objekte richtet.« Sehr ähnlich verläuft das nur bei den Inuit nördlich des Polarkreises auftretende *Piblokto*, beide Krankheiten weisen viele Parallelen auf, allerdings leiden an *Amok* praktisch nur Männer, während von *Piblokto* nahezu ausschließlich Frauen während der arktischen Winter betroffen sind.

So wie Kulturen ihre Krankheiten haben können, kennt auch jede Zeit ihre Drogen. In den 1890er-Jahren wurde die Heroinsucht teilweise mit Kokain behandelt und Coca-Cola enthielt noch 250 mg Kokain pro Liter. In den 1950er-Jahren war man so überzeugt von der segensreichen Wirkung von Lithium, dass man ernsthaft überlegte, das Trinkwasser damit zu versetzen, und mit *Lithia* sogar ein mit Lithium angereichertes Bier auf dem Markt war. In den 1960er-Jahren begann die Jugend das Cannabis für sich zu entdecken, um eine weicher gezeichnete Version der Realität zu erleben. Zu den Yuppies der 1980er-Jahre passte das Kokain. Heute sind leistungsfördernde Wachmacher der Trend – Koffein und Taurin im legalen Bereich, Ecstasy, MDMA, Speed und Chrystal Meth im illegalen Bereich und im Bereich der Medizin ist die Rede von »Neuroenhancement«, also der Einnahme von Psychopharmaka ohne medizinische Diagnose, um noch mehr und noch besser was auch immer leisten zu können.

Anfang der 2000er-Jahre wurde die Diagnose »Burn-out« populär, womit in der Regel depressive Syndrome gemeint waren. Aber *Burn-out* klang einfach besser, weil es implizierte, dass man vorher lang und stark gebrannt hatte, während Depression zu sehr nach Melancholie und Müßiggang roch. Zweifellos hat das Burn-out-Konzept sehr viel Hilfreiches zur Stressbewältigung hervorgebracht, dennoch ist es bis heute keine eigenständige Diagnose in der Internationalen Klassifikation der Krankheiten, sondern lediglich ein Zusatzfaktor, den man kodieren kann.

In letzter Zeit ist bei Kindern und Erwachsenen die Diagnose der Hochbegabung sehr populär geworden. Viel zu häufig höre ich Aussagen wie: »Wir sollten hierherkommen, damit Sie herausfinden, was los ist, dabei weiß ich schon, was es ist: Mein Kind leidet an Hochbegabung und Hypersensibilität.« Die Hochbegabung ist das Leid unserer Zeit, zusammen mit der Glutenunverträglichkeit. Mit dieser teilt sich die Hochbegabung die Berechtigung, jederzeit und völlig ungefragt über sie sprechen zu können, ohne dass das Gegenüber etwas dagegen unternehmen kann. Denn der Betroffene leidet schließlich darunter, da hat jemand anders nicht das Recht, Zweifel anzubringen.

Interessanterweise kenne ich mich mit Hochbegabung ein wenig aus. Früher war das nämlich ein seltenes Phänomen. Stellte man bei einem Menschen mit sozialen Problemen eine Hochbegabung fest, dann versuchte man ihm zu helfen, sich besser im Alltag zurechtzufinden. Das konnte dadurch geschehen, dass man mehr Anforderungen an ihn stellte oder ihm einfach half, andere besser zu verstehen. In meiner Familie gab und gibt es

Hochbegabung und ich spreche dabei nicht von mir. Das erleichtert vieles, ist manchmal anstrengend für alle Beteiligten, aber sonst sozusagen nichts Besonderes.

In ihrer derzeit populären Form ist die Hochbegabung ein sehr schickes Leid, so als ob man darunter leidet, besonders schön oder besonders reich zu sein, nur dass bei der Hochbegabung das Aussehen egal ist und man nicht einmal Geld dafür braucht. Überhaupt braucht man sehr wenig für die heute moderne Form der Hochbegabung außer einer Bereitschaft zu leiden und der Überzeugung, dass dieses Leiden auf eine Hochbegabung zurückzuführen ist.

Das Problem für diese Hochbegabten ist nicht einmal ihre überragende Intelligenz, die sie zu ertragen bereit wären, sondern die schier unerträgliche Masse der Nichthochbegabten. Es mag schon sein, dass die Nichthochbegabten mitunter auch unter ihnen leiden, aber das ist im Vergleich zum viel stärker ausgeprägten und letztendlich wichtigeren Leid der Hochbegabten vernachlässigbar. Denn diese leiden aufgrund ihrer überlegenen Gehirne auch um Dimensionen stärker als ihre tiefbegabteren Zeitgenossen.

Wenn jemand anders Zweifel an der Begabung dieser Hochbegabten anmeldet, gibt es dafür eine einfache, stets anwendbare Erklärung: Der andere ist nicht hochbegabt. Und somit einfach nicht in der Lage, die Situation eines Hochbegabten verstehen zu können. Tragischerweise kann man ihm auch nicht erklären, was er nicht verstehen kann, weil er – um es jetzt mal mit einfachen Worten auszudrücken – gewissermaßen einen ganzen Gehirnteil weniger besitzt als ein Hochbegabter. Schließlich kann man auch einen Blinden nicht fragen, ob der Lippenstift gut aufgetragen ist. Wäre ich hochbegabt, hätte ich hier ein besseres Bild gefunden.

Alle Fehler oder scheinbaren Unzulänglichkeiten eines Hochbegabten sind immer typisch für sie, was man einerseits daran erkennen kann, dass sie ein Hochbegabter gemacht hat, und andererseits daran, dass einem ein Hochbegabter erklärt, dass diese Fehler typisch sind. So ist die Unfähigkeit, die Wurzel aus neun zu ziehen, typisch für viele Hochbegabte, weil sie sich mit trivialer Mathematik ebenso ungern befassen wie mit Rechtschreibung für tiefbegabte Kleinkinder, was dazu führen kann, dass ein wirklich Hochbegabter das Wort »Hund« auch mal mit einem »k« schreibt.

Ein besonders perfider Angriff der Tiefbegabten auf die Welt der Hochbegabung sind dabei sogenannte Tests. In diesen Tests gelingt es nämlich allzu oft nicht, die Hochbegabung der Hochbegabten zu belegen. Dafür kann es nur eine Erklärung geben: Diese Tests taugen nichts! Das ist deswegen so interessant, weil das gesamte Konzept der Hochbegabung darauf fußt, dass die Begabung der Betroffenen über dem Bevölkerungsschnitt liegt, was konzeptionell wiederum auf deren Abschneiden in Intelligenztests beruht. Denn eigentlich heißt doch Hochbegabung zunächst nur, dass man gut in einem Intelligenztest abgeschnitten hat.

Mit der Intelligenz ist es eine rechte Mühe, denn sie gehört einerseits zum Basisgeschäft des Psychiaters und bleibt doch gerade für den, der sich intensiv mit ihr auseinandersetzt, schwer fassbar. Im Gegensatz zum Backen von Pizza, das man irgendwann beherrscht, ist das Begreifen der Intelligenz für mich eine Herausforderung geblieben.

Wenn Sie mal Spaß auf einer Party haben wollen, pirschen Sie sich einfach an einen Hochbegabten heran. Früher oder später wird er auf seinen IQ zu sprechen kommen (meist früher). Jetzt kommt Ihr Moment: Fragen Sie ihn mal, wofür das »Q« steht, gerade hätten Sie es noch gewusst, das »I« für Intelligenz, ja, aber das »Q«?

»Quotient«, wird er jetzt sagen. »Das heißt Quotient.«
»Ach ja«, können Sie jetzt sagen. »Das hatte meine Tochter letztens in Mathe. Was ist denn noch mal ein Quotient?« Das Vergnügen, das Sie nun verspüren mögen, ist ein typisches Mittel des Humors und eine Herausforderung der Intelligenzdiagnostik. Denn nur wer klug ist, kann sich dumm stellen.

Vielleicht kann Ihr Gegenüber durch scharfes Nachdenken noch zusammenbringen, dass ein Quotient das Ergebnis einer Divisionsaufgabe ist, womöglich kommt er noch auf die Begriffe Dividend und Divisor. (Irgendwann hatten wir das alle mal in Mathe gelernt: Dividend geteilt durch Divisor ist gleich Quotient. Aber für die überwiegende Mehrzahl von uns hat sich dieses Wissen als irrelevant erwiesen und ist daher nicht mehr gut verfügbar.) Aber jetzt kommt Ihr Todesstoß: Sie setzen den naivsten Gesichtsausdruck, der Ihnen zur Verfügung steht auf, und fragen: »Was sind denn bei Ihrem IQ dann Dividend und Divisor?« Wenn Ihnen nun Ihr Gegenüber dies erklären kann, dann ist er eine statistische Ausnahme ohne Gleichen. In aller Regel wird er nicht erklären können, was eigentlich hinter dem Begriff steht, den er doch vor sich herträgt wie ein Lebensmotto.

Vor mehr als hundert Jahren erhielt die Französische Gesellschaft für Psychologie von der Regierung den Auftrag, einen Test zu erarbeiten, um Kinder, für die normaler Schulunterricht nützlich ist, von denen unterscheiden zu können, die durch diesen Unterricht überfordert sind. Daraufhin entwickelten Alfred Binet und Théodore Simon den ersten IQ-Test. Ihre grundlegenden Überlegungen sind dabei bis heute aktuell. Binet und Simon gingen davon aus, dass die Intelligenz normal verteilt ist, wie fast alle messbaren Größen des menschlichen Daseins (Körperlänge, Calciumspiegel im Blut, Zeitpunkt des ersten gesprochenen Wortes). Sie definierten ein *Intelligenzalter*. Wenn ein Kind altersentsprechende Aufgaben bewältigen konnte, stimmten chronologisches Alter und Intelligenzalter überein. Die Kinder, deren Intelligenzalter unter ihrem chronologischen Alter lag, sollten besondere Förderung erhalten.

Der Berliner William Stern war 1912 der eigentliche Erfinder des Intelligenz*quotienten*. Er benutzte das Intelligenzalter der Franzosen als Dividend und teilte es durch das Lebensalter (falls Sie mal auf einer Party gefragt werden). Heraus kam ein Quotient, der in der Regel ungefähr 1 betrug, das heißt, dass die meisten Kinder ungefähr in der richtigen Klasse für ihr Lebensalter waren. Weil Stern die Kommas nicht mochte und unpraktisch fand, multiplizierte er den Quotienten einfach mit 100.

Unter der Annahme einer Normalverteilung waren nun Werte zwischen 85 und 115 durchschnittlich. Ein Wert unter 85 ist unterdurchschnittlich, einer über 115 überdurchschnittlich. Bei den sehr seltenen Werten unter 70 oder über 130 spricht man von geistiger Behinderung oder Hochbegabung. Kennt man das Konzept der Normalverteilung, ist damit auch gesagt, dass es nur wenige Menschen mit diesen sehr niedrigen oder sehr hohen Werten geben kann. Die derzeitige Epidemie von Hochbegabten spricht dafür, dass man die Tests neu normieren müsste oder dass diese Epidemie auf falschen Annahmen beruht.

Um das Dilemma ihrer Hochbegabung zu unterstreichen, leiden die neuen Hochbegabten in der Regel zusätzlich an Hypersensibilität. Das heißt, dass sie sensibler als andere Menschen auf Reize und Wahrnehmungen reagieren, was in Verbindung mit ihrer hohen Intelligenz schon fast zu einer intellektuellen Lähmung führen kann. Denn wenn nun die vielen Reize, die der Hochsensible spüren kann, auf das Universum von Möglichkeiten treffen, die im Gehirn des Hochbegabten vorhanden sind, kann es ja nur auf eine Überlastung hinauslaufen. In dieser Logik wäre es besser für die Hochsensiblen, dumm zu sein, oder für die Hochbegabten unsensibel.

Noch problematischer als das Konzept der Hochbegabung ist das der Hypersensibilität. Denn wie bitte möchte man denn das »Hyper« der eigenen Sensibilität belegen? Natürlich nehme ich die Reize, die auf mich einwirken, viel deutlicher wahr als die Reize, die auf andere Menschen einwirken. Nur woher und wie kann ich wissen, dass meine Sinneswahrnehmungen überdurchschnittlich stärker sind als die anderer Menschen? Wie bemisst sich die Stärke von Sinneswahrnehmungen und wer hat je die Sinneswahrnehmung von genügend vielen Menschen gemessen, um einen Durchschnitt zu bilden, über den sich dann ein »Hyper« erhebt? Im Vergleich zu dir ist meine Sinneswahrnehmung immer stärker, aber ist sie überdurchschnittlich? Mel Brooks sagte dazu: »Tragödie ist, wenn ich mir in den Finger schneide. Humor ist, wenn du in eine Jauchegrube läufst und stirbst.«

Tatsächlich gibt es Menschen mit unterdurchschnittlichen Sinneswahrnehmungen, beispielsweise Seh- oder Hörbehinderte. Diese Menschen würden vieles dafür geben, unter einer eingebildeten Hypersensibilität zu leiden. Ebenso verhält es sich mit den Hochbegabungen. Im Vergleich zu ihren Entsprechungen auf der anderen Seite der Glockenkurve geht es ihnen psychisch und sozial sehr gut. Nicht alle Hochbegabten sind auch Hochleister, aber die meisten Hochbegabten sind »gut integriert und schulisch erfolgreich sowie sozial unauffällig, psychisch besonders stabil und selbstbewusst«, um die Autoren der Marburger Hochbegabtenstudie zu zitieren, die sich immerhin die Mühe gemacht haben, echte Hochbegabte zu untersuchen. Hochbegabung ist gerade kein Risikofaktor für schulische oder soziale Probleme. Viel häufiger haben Menschen mit leichteren oder schweren geistigen Einschränkungen Probleme. Ihr damit verbundenes Risiko einer Behinderung abzuwenden (eine Schädigung *kann* zu einer Fähigkeitsstörung führen, die wiederum zu einer Behinderung werden *kann*, aber eben nicht werden *muss*), ist eine wichtige Aufgabe für einen Psychiater, obwohl man die Intelligenzminderung nicht therapieren kann.

Die eingebildeten Hochbegabten brauchen eher keine psychiatrische Hilfe, zumindest nicht für dieses Problem. Hoffentlich liest keiner von ihnen diese Zeilen, denn zumindest was ihr schriftliches Output in Foren und Kommentarspalten anbelangt, liegt ihre Leistung tatsächlich weit über dem Bevölkerungsdurchschnitt.

Pubertät ist nicht heilbar

»Warum willst du Kinder- und Jugendpsychiater werden? Pubertät ist doch von Psychose nicht zu unterscheiden?«

Einer meiner klinischen Lehrer,
Hochschulprofessor in Baltimore

Als ich in dem Alter war, habe ich nichts so sehr gehasst wie den Begriff Pubertät. Ich konnte damit nichts anfangen, spürte dahinter das Abgestempeltsein, die Deklaration von Andersartigkeit, das »du bist keiner von uns«, der quasi klinische Blick der Erwachsenen auf meine Themen. Meine Abneigung gegen den Begriff habe ich mir erhalten, gegen Menschen in der Pubertät habe ich bis heute nichts einzuwenden und ich halte den Zustand für notwendig und nicht etwa für eine Krankheit.

Natürlich ist das Verhalten von pubertierenden Jugendlichen auf den ersten Blick bekloppt. Sie gehen in einen vehementen Widerstand zu den Menschen, die ihnen ihre Wohnstatt zur Verfügung stellen, ihnen Nahrung und Kleidung kaufen. Würde sich eine Tierart so verhalten, hätte die Evolution gar nicht die Möglichkeit, einen Selektionsprozess auf diese Art auszuüben, weil sie sich selbst in wenigen Generationen eliminiert hätte.

Doch es ist ja nicht so, dass Menschen ein solches Verhalten dauerhaft ausüben, auch wenn es die Mehrzahl der Menschen in einer Phase ihres Lebens zeigt. Wäre die Pubertät ein Nachteil für den Homo sapiens, würde es das eine oder das andere vielleicht nicht mehr geben. Was also ist der Sinn der Pubertät?

Im Lauf unseres Lebens sind wir viele verschiedene Menschen. Und damit meine ich nicht die offizielle und die inoffizielle Person, die sehr viele Menschen darstellen. So freut sich jeder über einen ruhigen und besonnenen Bibliothekar, ist man aber mit diesem Bibliothekar befreundet, kann ein wenig Schwatzhaftigkeit und Extrovertiertheit dieses Menschen der Freundschaft nicht schaden, wenn man beispielsweise gemeinsam einen Ausflug macht. Und auch das Kind verhält sich unterschiedlich in Schule, Freundeskreis oder Familie, das ist nicht der entscheidende Unterschied zum Erwachsenen. Doch der Gegensatz zwischen einem normal entwickelten Kind und einem normal entwickelten Erwachsenen geht weit über solche sozialen Rollen hinaus.

Der entscheidende Unterschied ist die Selbstständigkeit, getrieben durch die Sexualität. Der vorpubertäre Mensch definiert sich als Kind seiner Eltern. Sicher gibt es auch Streit und Auseinandersetzungen, das aber widerspricht gerade nicht dieser These. Die Eltern des Kindes sind hoffentlich lieb und freundlich, vielleicht sind sie unfreundlich, vielleicht sind sie nicht einmal die biologischen Eltern, aber sie sind *die Welt* der Kinder. Mit etwas Glück führt man eine enge, auch sehr körperliche Beziehung miteinander, ohne dass Grenzen verletzt werden.

Der nachpubertäre Mensch definiert sich aus sich selbst heraus. Ein wichtiger Teil seines Selbst sind natürlich die Kindheit und die Beziehung zu seinen Eltern, diese sind aber mit etwas Glück eben nur noch *ein Teil* einer ansonsten großen und bunten Welt des erwachsenen Daseins. Die Beziehung zu anderen Menschen, die Beziehung zu sich selbst, zum eigenen Körper, eigene Träume und Lebensvorstellungen und die Möglichkeiten nach deren Realisierung sind genauso wichtig geworden.

Keine Frage, der vorpubertäre und der postpubertäre Mensch teilen viele Gemeinsamkeiten, zum Beispiel ihre DNS. Aber gerade in geistiger Hinsicht bestehen zahllose Unterschiede. So können Kinder vor der Pubertät nicht verstehen, warum sich Eltern trennen, die doch einen zivilisierten Umgang miteinander pflegen. Wenn die beiden freundlich miteinander reden können, warum leben sie dann nicht einfach wieder zusammen? Für viele Kinder ist das ein unlösbares Rätsel. Genauso können sich viele postpubertäre Menschen nicht vorstellen, wie es war, ohne Sexualität zu leben. War es einfacher oder ärmer? Man kann es sich einfach nicht mehr vorstellen.

Die Last der umfassenden Transformation des prä- in den postpubertären Menschen trägt nun der arme Mensch in dem, was wir Pubertät nennen. Wie in einem experimentiellen, hart geschnittenen Film flackert er hin und her zwischen der Person, die er war, und der, die er sein wird, manchmal im Minutentakt. Wenn sich die Menschen in seiner Umgebung beschweren, wie anstrengend das Zusammenleben mit einem Menschen in der Pubertät sei, dann sollte es die Möglichkeit geben, dass die Beschwerdeführer mal einen Tag mit ihm tauschen. Die Pubertät ist in aller Regel viel anstrengender für den Betroffenen als für seine Angehörigen. Es ist auch anstrengend, mit einem Menschen mit einer Behinderung zusammenzuleben, dennoch würde man ihn doch nicht für seine Behinderung tadeln. Dass Menschen in der Pubertät manchmal arrogant lächeln, ist gewissermaßen Bestandteil der Symptomatik und darf nicht persönlich genommen werden. Man fordert doch auch einen Parkinson-Patienten nicht auf, endlich mal die Hand ruhig zu halten.

Der pubertäre Transformationsprozess ist umso schwieriger, je besser das ist, was war. Wenn also Eltern sich damit brüsten, mit ihrem Kind keinerlei Probleme in der Pubertät gehabt zu haben, gibt es eigentlich nur drei Erklärungen: Entweder diese Eltern haben keine Wahrnehmung für Probleme oder die Probleme kommen noch oder die Eltern haben keine besonders starke

Bindung zu ihrem Kind. Keine dieser Erklärungen ist sehr schmeichelhaft für die Eltern. Tatsächlich kann der Prozess der Lösung manchmal sehr spät beginnen. Nur weil ein Kind sechzehn Jahre alt ist und bisher noch keinen wahrnehmbaren Pubertätsprozess durchlaufen hat, heißt das nicht, dass er bei diesem Kind ausfällt. Denn wie sollte das gehen? Soll das Kind weiter bei seinen Eltern leben, die wie früher zur Elternversammlung für ihn zum Chef gehen, um dort um eine Gehaltserhöhung nachzufragen?

Überhaupt ist das magische Denken in Jahreszahlen für einen Kinder- und Jugendpsychiater eine häufige Quelle für Heiterkeit. So erinnere ich mich an mein Praktikum in der Entwicklungsambulanz in Stockholm, in der sich Eltern mit ihrem neunmonatigen Kind vorstellten, um sich zu erkundigen, ob ein so kleines Kind schon laufen dürfe oder ob das nicht ungesund für die Knochen sei. Ihr Kind stand dabei immerzu auf und lief los, während es die Eltern zum großen Vergnügen des Kindes einfingen und auf den Rücken warfen, damit es nicht zu früh lief, insbesondere nicht, bevor sie dazu medizinische Beratung in Anspruch genommen hatten. Das Kind quietschte vor Vergnügen, weil es auf diese Weise nicht nur laufen, sondern auch die ungeteilte Aufmerksamkeit seiner Eltern auf sich ziehen konnte.

Entwicklungszahlen sind praktisch immer Richtwerte, die sich aus der statistischen Mitte und den links und rechts davon liegenden Werten ergeben. So können zwar die meisten Kinder mit zwölf Monaten laufen, aber es gibt auch keine geheimnisvolle Quelle, die dem Gehirn nach elf Monaten und dreißig Tagen auf dieser Welt eine Nachricht schickt: »Morgen wäre es dann so weit!« Immer wieder treffe ich auch auf Eltern, die der Hoffnung sind, dass ihre wenig erzogenen, keine Grenzen kennenden Kinder am 18. Geburtstag plötzlich und unverhofft verantwortungsvolle Erwachsene werden. Auch hier greift das geheimnisvolle Nachrichtensystem leider nicht. Diese Kinder werden an ihrem 18. Geburtstag zwar juristisch volljährig, nutzen aber in der Regel schon die Feier anlässlich dieses Geburtstages, um unter Beweis zu stellen, dass sie noch nicht zu selbstverantwortlichem Handeln in der Lage sind.

Hat man also eine enge Bindung zu seinem Kind, wird man auch eine spannungsreiche Pubertät mit ihm erleben. In dieser Zeit wird alles auf den Prüfstand gestellt und man fragt sich vielleicht manchmal, warum man ausgerechnet den größten Kritiker seines eigenen Daseins jahrelang so umsorgt hat. Unangenehmerweise werden nämlich wir Eltern in dieser Zeit genau mit dem konfrontiert, was wir am wenigsten ausstehen können. Reden wir gern über Probleme, werden uns unsere Kinder anschweigen, sind wir Frühaufsteher, werden unsere Kinder mit ihren Betten verwachsen, sind wir ökologische Vegetarier, werden unsere Kinder ihr Taschengeld in Fastfood umtauschen und sind wir locker und unverkrampft, werden sie in den Schützenverein eintreten.

Dennoch sollte man versuchen, sich wie ein verantwortungsvoller Erwachsener zu verhalten, weil das einerseits sowieso eine gute Idee ist, weil man zweitens ja vielleicht ein gutes Beispiel abgeben will, an dem sich das eigene Kind orientieren kann, und weil es drittens am hilfreichsten für die erfolgreiche Bewältigung des Prozesses ist. Als Eltern sollte man bereit sein, sowohl das eigene Kind zu trösten, als auch den jungen Erwachsenen in seiner Fundamentalopposition ernst zu nehmen, auch wenn beide Menschen in einem Körper wohnen und diesen innerhalb von Minuten untereinander tauschen können. Der Mensch in der Pubertät braucht Raum zur eigenen Entwicklung und die Sicherheit, dass man nicht alles verliert, nur weil man alles hinterfragt. Denn die gute Nachricht ist doch, dass die erfolgreiche gemeinsame Bewältigung des Pubertätsprozesses die Grundlage für viele, viele Jahre des zukünftigen Zusammenlebens bilden zwischen zwei Erwachsenen, von denen einer früher mal das Kind des anderen war.

Für oder gegen Cannabis

*»Finden Sie Cannabis
etwa harmlos?«*

Um es klar zu sagen: Ich bin eindeutig für eine Legalisierung des Cannabiskonsums in Deutschland. Mir erscheint das so klar und selbstverständlich, wie für die Nutzung von Seen für das Baden zu sein. Gegen beides gibt es gewichtige Argumente, doch die Argumente dafür überwiegen. Der Konsum von Cannabis ist seit mehr als fünfzig Jahren Realität in Westdeutschland und seit mehr als dreißig Jahren in ganz Deutschland. Das Verbot unterstützt nur lauter Leute, die man gar nicht unterstützen möchte, und es bewirkt keinerlei erkennbare Konsumeinschränkung.

Überhaupt ist es natürlich eine Pseudo-Illegalität. Man bekommt in jedem Winkel Deutschlands 24 Stunden am Tag, 365 Tage im Jahr Cannabis in weniger als zwei Stunden (außer in Schaltjahren, wo dies 366 Tage im Jahr gilt). Denken Sie sich irgendeinen noch so abgelegenen Ort in der Provinz und fragen sich, ob Cannabis dort auch präsent ist. Die Antwort lautet: Ja. Sie können es mir gern glauben, weil ich schon des Öfteren Patienten aus sehr abgelegenen Orten behandelt und mich dann selbst gewundert habe, dass es Marihuana bis nach Posemuckel geschafft hat. Cannabis ist in diesem Land besser verfügbar als Zahnpasta.

Das Verbot schadet vielen Leuten. So habe ich im Zuge gerichtlicher Begutachtungen Menschen getroffen, die wegen körperlicher Leiden sowohl Cannabis konsumieren mussten als auch wegen derselben Leiden nicht in der Lage waren, sich Cannabis zu beschaffen. Wenn man beispielsweise soloselbstständig (und in den Städten sind das heute Zehntausende) und krank ist, hat man durch die Krankheit kein oder nur ein sehr geringes Einkommen. So kann man sich das Straßencannabis nicht leisten, vielleicht ist man auch einfach zu krank, um sich mit irgendwelchen Dealern treffen zu können. Baut man aber selbst an und wird dabei erwischt, dann rollt die Lokomotive der gesetzlichen Vorschriften auf ihren vorgeschriebenen Gleisen los und schert sich nicht darum, wer oder was dabei überfahren wird.

Ich erinnere mich an einen Patienten, der wegen mehrerer schwerer Krebserkrankungen Cannabis nehmen musste. Tatsächlich gibt es Menschen, denen dieses Unglück widerfährt. Als es bei seinem Nachbarn von oben brannte, der sowohl mit einer brennenden Zigarette im Mund als auch im Suff wie auch im Bett eingeschlafen war und die Feuerwehr den Brand löschte, wurden danach die Wohnungen drumherum in Augenschein genommen, um Folgeschäden durch das Wasser auszuschließen und mögliche versicherungsrechtliche Forderungen aufzunehmen.

Dabei wurde mein Patient von einem übereifrigen Feuerwehrmann aufgesucht, der bei ihm Hanfpflanzen entdeckte. Der Feuerwehrmann interessierte sich plötzlich nicht mehr für die Löschwasserschäden, sondern fühlte sich als Drogenermittler. Mein Patient nahm es gelassen, auch noch, als ein freundlicher Polizist ein paar Tage später bei ihm klingelte. Der Polizist sagte zu ihm, die Feuerwehr meine, bei ihm Cannabispflanzen entdeckt zu haben, aber das sei doch sicher ein Missverständnis. Nein, sagte mein Patient, das sei zutreffend, er habe Krebs. Der Polizist bat ihn inständig, doch noch einmal ganz genau zu überlegen, ob es denn kein Missverständnis sei. Er, der Polizist, müsse dann leider unverrichteter Dinge gehen. Nein, mein Patient war uneinsichtig. Seufzend konfiszierte daraufhin der Polizist die

Hanfpflanzen, widerwillig leitete die Staatsanwaltschaft das Verfahren ein, gänzlich genervt musste der Richter den Prozess führen.

Auch Fahnder, mit denen ich gesprochen habe, sind völlig genervt von den vielen Ressourcen, die für die vorgebliche Bekämpfung von Cannabis vergeudet werden und letztendlich nur den Preis für dieses bessere Unkraut künstlich hoch halten und sogar den sogenannten Menschenhandel mit Minderjährigen fördern (weil Personen unter 14 Jahren in Deutschland nicht strafmündig sind).

Und bitte kommen Sie mir nicht mit der legalen Verschreibbarkeit von Cannabis! Das ist vor allem eine theoretische Möglichkeit, die es vielleicht nur gibt, damit die Verantwortlichen, wenn ihnen die Argumente ausgehen, sagen können: »Es gibt ja noch die legale Möglichkeit der Verordnung von Cannabispräparaten.« Diese Möglichkeit existiert tatsächlich in grauester Theorie, ebenso wie theoretisch auch Frauen die gleichen Rechte wie Männer haben. Um einem Patienten legal Cannabis zu verordnen, muss ich einen Antrag dafür stellen. Ich will ganz ehrlich zugeben, dass ich nicht Arzt geworden bin, um möglichst viele Formulare auszufüllen und Anträge zu erstellen, besonders da diese Arbeit nicht bezahlt ist, mich nervt, dass ich in der Zeit keine Patienten sehen kann und – in diesem speziellen Fall – die Arbeit auch noch meist vergebens ist. Mein Antrag macht dann in der Krankenversicherung zunächst ein paar Runden Zuständigkeitsroulette: vom Sachbearbeiter für den Buchstaben »H« zur Abteilung »Therapien« zur Gruppe »Sonderanträge« zum »Fallmanagement Spezialgebiete« zur Unterabteilung IVb-12. Die einzelnen Stationen des Zuständigkeitsroulettes heißen im Einzelfall natürlich jeweils anders. Jedenfalls erreicht man wochenlang niemanden, wenn man doch jemanden erreicht, ist es der Falsche, und das Ganze: dauert. Dauert lange. Es ist mehr oder weniger so wie schon im Film *Asterix erobert Rom* mit dem *Passierschein A38* beschrieben.

Nach ein paar Monaten kommt dann der Bescheid darüber, ob die Genehmigung der teuren Therapie für den Patienten vielleicht doch erteilt wird, meist wird sie abgelehnt. War der Patient nicht besonders krank (damals, zum Zeitpunkt der Antragstellung), muss der Antrag natürlich abgelehnt werden. War er sehr krank (damals, Sie wissen schon), wird er in den vergangenen Monaten eine alternative Lösung für sein Problem gefunden haben, weil er störrischerweise nicht bereit war, monatelang die Schmerzen zu ertragen, für die erwiesenermaßen Cannabis eine gute Behandlung darstellt. Der Patient hat sich also selbstständig mit Cannabis versorgt und pfeift jetzt so oder so auf die Behandlungsalternative. Die Krankenversicherung hat das Geld gespart und nur ein böser Mensch würde denken, dass das von Anfang an das Ziel der Übung war. Kommen Sie mir also bitte nicht mit der legalen Verschreibbarkeit von Cannabis. Danke.

Bin ich also für Cannabis? Nun ja, ich habe es in diesem Leben vielleicht fünfmal konsumiert, das letzte Mal ist über zwanzig Jahre her und an besonders schöne Erfahrungen kann ich mich nicht erinnern. Ein wichtiger Grund dafür, es nicht mehr mit dem Cannabis zu probieren, war, dass einer meiner ersten Patienten an einer schweren cannabisinduzierten Psychose litt. Er hatte viel und heftig gekifft, was eines Tages dazu führte, dass er an Wahnvorstellungen und Halluzinationen litt. Diese

Symptomatik verschwand auch dann nicht, als er tage-, wochen-, schließlich monatelang nicht mehr konsumierte. Er musste seine Schule abbrechen und war nach einem vielversprechenden Start auf einem Gymnasium für viele Jahre chronisch psychisch krank und auf Unterstützung Dritter angewiesen.

Zur Wahrheit über Cannabis gehört nämlich auch, dass es sich dabei um eine psychoaktive Droge handelt. Man nimmt sie ein, um Prozesse im Gehirn zu verändern. Zur Wahrheit gehört, dass das Zeug, was es heute auf dem Markt gibt, unglaublich viel potenter ist als das, was in den 1960er- und 1970er-Jahren so von den Bahndämmen gepflückt wurde. Die Cannabisbefürworter, die sich kichernd daran erinnern, wie sie kichernd in ihren Internaten saßen und irgendwelchen Rasen geraucht haben, der den Namen *Gras* nicht verdiente, machen es sich oft zu leicht. Das Zeug, das es heute gibt, wirkt mächtig. Durch den Kampf der Cannabisbefürworter und -gegner haben sich – wie in so vielen Kämpfen – extremistische Positionen herausgebildet. Die einen tun so, als würde der Weg vom ersten Joint zum Goldenen Schuss nur ein paar Wochen dauern, die anderen tun so, als wäre Cannabis für den Körper besser als Vitamin C. Beide Positionen entsprechen nicht der Wirklichkeit. Da aber die Position der radikalen Cannabisgegner immer weniger Menschen überzeugen kann, besteht eine gewisse Gefahr, dass teilweise auch die unsinnigsten Thesen der Befürworter Akzeptanz finden.

Denn so wie man Alkohol trinkt, weil es eine psychoaktive Substanz ist, nimmt man auch Cannabis aus diesem Grund. Und wie beim Alkohol verträgt ein großer Teil der Konsumenten die Substanz problemlos und rückstandsfrei, kann sogar mit einem moderaten Konsum glücklich alt werden. Aber es stimmt eben auch für beide Substanzen, dass ein Teil der Konsumenten das Zeug überhaupt nicht verträgt, schwere Nebenwirkungen bekommt, krank und abhängig werden kann.

Ja, abhängig. Ich weiß gar nicht, wie oft ich schon hörte, dass man von Cannabis doch nicht abhängig werden könne, allenfalls psychisch, wenigstens nicht körperlich, so das Argument. Da stellt sich für mich die Frage, woher denn die Psyche kommt, wenn nicht aus dem Körper. Und es stellt sich für mich die Frage, was mit all den cannabisabhängigen Patienten ist, die ich im Verlauf der Jahre behandelt habe.

Mir fällt dann immer ein anderer, schwer kranker Patient ein, den wir mit einer Cannabispsychose in Behandlung hatten. Das ist noch etwas anderes als die oben erwähnte cannabisinduzierte Psychose. In letzterem Fall wird der Patient durch Cannabiskonsum krank und nach Absetzen des Cannabis nicht wieder gesund. Bei der Cannabispsychose hat der Patient psychotische Symptome nur so lange, wie das Cannabis wirkt. Nach einiger Zeit entwickelt sich daraus sehr häufig auch eine Dauerpsychose, darum ist es extrem sinnvoll, wenn der Patient den Cannabiskonsum unterbindet. Wie gesagt, das hat nichts damit zu tun, dass ich gegen Cannabis wäre, aber wenn ein Patient unter dem Konsum leidet, dann bin ich gegen Cannabiskonsum *bei diesem Patienten*. So fasse ich meinen Beruf auf. Dieser Patient hat in meinen Augen so etwas wie eine Cannabisallergie. Alle anderen, alle um ihn herum können von mir aus das Zeug konsumieren, aber er verträgt es eben nicht.

Jedenfalls ging es meinem Patienten nach einigen Tagen der Abstinenz psychisch wieder besser. Er wirkte sehr erleichtert, seinen Verfolgungswahn losgeworden zu sein, duschte sich wieder und telefonierte mit seiner Familie. Als ersten Schritt aus der Klinik heraus vereinbarten wir mit ihm »15 Minuten Ausgang im Klinikgelände« (so schreibt man das in die Akte). Fünfzehn Minuten in Berlin-Mitte zwischen Regierungsviertel, Hauptbahnhof und Naturkundemuseum, alles andere als ein drogenverseuchter Problemkiez – was sollte da schon passieren? Es wäre ein toller erster Schritt, er würde weiter Fortschritte machen, wir würden seine Medikamente schrittweise absetzen und er würde wieder zurück in sein Leben finden.

Der Patient verließ gut gelaunt und fröhlich um 14 Uhr die Station und kam auf die Minute pünktlich um 14.15 Uhr vollkommen bedröhnt zurück, einschließlich aller Halluzinationen und Wahnvorstellungen, seine schlimme Symptomatik und seinen Aufenthalt bei uns hatte er sicher um vier, vermutlich um acht Wochen verlängert, seine Medikation sowieso. Wer mir erzählen möchte, dass dieser Patient nicht ausschließlich seinem Suchtverlangen gefolgt sei, für den gehen Ideologien vor Menschen. Das ist auch eine Position, aber sicher nicht meine.

Ich bin also ebenso sicher nicht für Cannabis, wie ich nicht dagegen bin. Die absurde Pseudo-Illegalität gehört abgeschafft, was aber nicht heißen soll, dass das Zeug so etwas wie Ambrosia ist, die *unsterblich machende Speise der Götter*, von der uns Homer berichtet. Ich hoffe sehr, dass eine sinnvolle, auf den Realitäten fußende Position zum Cannabis gefunden werden kann. Das wäre im Interesse nahezu aller außer den Ideologen.

Menschenfreund

*»So gibt's viel gute Mensch'n,
aber grundschlechte Leut'.«*

Johann Nestroy

Als Psychiater kümmere ich mich gern, so gut ich kann, um meine Patienten. Ein wichtiger Aspekt ist dabei aber auch, dass ich in der Lage bin, mich um den nächsten Patienten zu kümmern, den ich in meiner Sprechstunde sehe. Das heißt, dass ich mich mit meinen Patienten um Lösungen ihrer Probleme kümmere, mir aber diese Probleme nicht zu eigen mache. Es ist nicht sinnvoll oder zielführend, wenn ich ebenso unter den Schwierigkeiten meiner Patienten leide, wie diese es tun. Das wir uns nicht falsch verstehen: Ich kann mir problemlos einen Fall vorstellen, in dem es für die Patientin und ihre Problematik einen Vorteil bieten würde, wenn ich als behandelnder Arzt genauso leiden würde, wie sie das tut. In dem ich beispielsweise genauso viel Schlaf und Appetit verlöre. Diesen konstruierten Fall würde ich dann wegen meines hohen Leidensdrucks mit allem Einsatz und aller Konsequenz lösen, schneller und besser, als das jeder andere Psychiater getan hätte. Aber was dann? Danach bräuchte ich zumindest Erholung, könnte in dem betreffenden Monat vielleicht noch einen weiteren Fall annehmen und würde mich nach spätestens einem Jahr aus dem Beruf zurückziehen.

Also muss ich immer einen Weg finden, jedem Patienten und jeder Patientin gerecht zu werden, der auch die zukünftigen Patienten einschließt. Zu den einzelnen Patienten kommen noch äußere Gegebenheiten. So gibt es immer zu wenige Psychiater, was bedeutet, dass es immer zu wenige Termine bei Psychiatern gibt. Was wiederum bedeutet, dass es bei guten Psychiaterinnen und Psychiatern fast gar keine freien Termine gibt. Denn warum sollte ein Patient seine gute psychiatrische Behandlung verlassen? Bei meiner psychiatrischen Lieblingskollegin, einer Frau, zu der ich selbst gegebenenfalls persönlich in psychiatrische Behandlung gehen würde, gibt es in der Regel keinen freien Termin *in den nächsten zwölf Monaten*. Um ehrlich zu sein, gibt es bei mir immer mal einen freien Termin, ich tröste mich aber damit, dass ich sehr viele Kinder und Jugendliche behandele, die ihren Problemen erfolgreich entwachsen, teilweise hoffentlich mit meiner Hilfe. Aber wenn dann die Patienten diesen ersten Termin bei mir haben, sind die Enttäuschungen oft zahlreich und groß.

Erstens sind die Patienten häufig enttäuscht, wie kurz der Erstvorstellungstermin ist. Das hängt einerseits damit zusammen, dass ich an einem Tag mehrere Patienten sehen will, und zweitens damit, dass ich leider nie weiß, ob neu angemeldete Patienten auch wirklich erscheinen. Und es ist drittens die Erfahrung, dass die Zeit sowieso nie ausreichen würde, um alle Probleme am ersten Tag aufzulisten. Aber vielleicht kommt es darauf auch gar nicht an, sondern darauf, *ein* Problem zu finden, dem man sich gemeinsam zuwendet.

Es gibt zwei Möglichkeiten, das Problem nicht erscheinender Patienten zu lösen: Bei der ersten Variante stopft man sich das Wartezimmer voll und nimmt einfach immer den nächsten Patienten dran. Wenn ein Patient nicht erscheint, bemerkt man es in der Regel nicht. Ich habe mich für die zweite Variante entschieden, bei der jeder Patient *seinen* Termin hat, die durchschnittliche Wartezeit in meiner Praxis beträgt weniger als fünf Minuten. Wenn der Patient aber noch kein einziges Mal bei mir war, kann ich ihn noch nicht einmal anrufen, um zu fragen, ob er noch kommen wird.

So sitze ich dann nutzlos herum, wenn mein Patient nicht erscheint, und kann in der Zeit nichts machen.

Weil ich nie weiß, ob er doch noch erscheint. Es ist wie mit dem Anzünden einer Zigarette, wenn man auf den Bus wartet: Ich muss nur irgendetwas anderes anfangen, dann kommt garantiert noch der Patient angelaufen. Leider hat er nicht weniger Probleme, nur weil er einen Teil unserer Zeit damit verbracht hat, mich warten zu lassen. Aber schnelleres Sprechen löst die Probleme nicht, oft müssen wir einfach einen neuen Termin machen. Die Patienten sind dann auch enttäuscht, dass ich nicht einfach den nächsten Patienten so lange warten lasse, wie er mich hat warten lassen, aber das empfände ich als ungerecht. Wer pünktlich kommt, soll dafür auch belohnt werden und mir sind sowohl meine Mittagspause als auch mein Feierabend wichtig.

Es ärgert mich auch, wenn ein Patient zu spät kommt mit den Worten: »Entschuldigung, dass ich zu spät komme, aber Sie wissen ja, dass ich [Diagnose X] habe.« Nein, denke ich dann. Das ist ganz falsch. Erstens würde dann niemand mehr Patienten mit [Diagnose X] behandeln, wenn Teil von [Diagnose X] wäre, dass die betroffenen Patienten nicht pünktlich zu ihren Terminen erscheinen. Eine Sprechstunde wäre dann nicht zu organisieren. Zweitens habe ich eine Vielzahl Patienten mit [Diagnose X], die immer pünktlich kommen, auch wenn es vielen von ihnen anfangs schwerfällt. Und drittens ist das Ausruhen auf [Diagnose X] der erste Schritt zur Nichtveränderung. Es geht ja nicht darum, dass ich wie ein Schmetterlingssammler in meiner Praxis sitze und mir anschaue, wie [Diagnose X] zu spät kommt und [Diagnose Y] aus dem Leben scheiden will. Sondern darum, dass ich Patientinnen dabei helfen will, ihre Symptome zu verändern.

Ist der neue Patient aber recht pünktlich zu seinem Termin erschienen, sind Enttäuschungen weiterhin nicht ausgeschlossen. Immer wieder treffe ich auf die Verwunderung, warum ich denn nach dem Erstgespräch nicht gleich ein bis zwei Termine wöchentlich zur Behandlung dieses Patienten vergebe. Vor allem, da man doch nun so lange auf diesen Termin gewartet habe.

Obwohl ich diese Frage schon oft gestellt bekam, wirkt sie auf mich doch immer wieder wie eine Scherzfrage. Da meine Patienten nie besonders lange auf Termine bei mir warten müssen, frage ich mich, wie sie sich meine Terminplanung vorgestellt haben. Sollte ich insgeheim massenhaft freie Termine verstecken, sie aber zur Prüfung wochenlang habe warten lassen? Sicher hängt der Wunsch nach rascher und intensiver Behandlung oft auch damit zusammen, dass die Patienten und ihre Angehörigen oft schon vorher einige Zeit überlegt haben, bevor sie sich zu einer Terminvereinbarung entschlossen haben. Dennoch kann ich dann nicht aus dem Nichts Zeit erschaffen. Wenn ich diese Fähigkeit hätte, würde ich sicher nicht in einer Arztpraxis herumsitzen, sondern wäre längst ins Wien der 1920er-Jahre gefahren, um dort einen untalentierten Kunstmaler zu therapieren oder zu vergiften.

Außerdem bemühe ich mich, mit jedem Patienten und jeder Patientin ein arbeitsfähiges Bündnis zustande zu bringen. Dennoch kann ich es nicht verhindern, dass mich einige von ihnen unsympathisch oder inkompetent finden. Nicht jeder Arzt passt zu jedem Patienten. Auf gewisse Weise wäre es praktisch, wenn das so funktionieren würde, es würde aber chamäleonartige Eigenschaften auf der einen oder der anderen Seite voraussetzen, die man sich letztendlich in einem psychotherapeutischen Kontakt eher nicht wünschen würde. Es würde bedeuten, dass ich meine Persönlichkeit vollständig verändern könnte und daher mit jedem und jeder gut zurechtkomme. Das aber gibt es nicht. So ist zum Beispiel Humor eine meiner Persönlichkeitseigenschaften seit meiner Kindheit. Und damit meine ich nicht, dass ich gerne Witze erzähle, auch wenn ich sogar das manchmal mache. Ich meine damit, dass ich meinen Humor nicht ausschalten kann. Das Bild auf meiner Visitenkarte ist eine Comiczeichnung von mir. Wer weniger Humor hat als ich – und ich empfinde meinen Humor oft als Makel und bin überzeugt, dass die andere Person nichts dafür kann, weniger Humor zu haben –, der wird nicht gern bei mir Patientin sein.

Der richtige Arzt aus den Groschenheften und Vorabendfilmen versteht sich natürlich mit absolut jeder und jedem, er interessiert sich nicht für Mittagessen und Feierabend. Dieser richtige Arzt isst überhaupt nie und schläft höchstens mal erschöpft am Bett eines Patienten ein, dessen Puls er dabei fühlt. »Ich habe keine Uhr, ich habe nur Zeit«, sagt dieser Arzt zu seinen Patienten. Aber ich selbst möchte nur von Ärztinnen und Ärzten behandelt werden, die ein Leben außerhalb ihres Berufes kennen und die sich um ihre Grundbedürfnisse wie Essen und Schlaf zu kümmern wissen. Andere Ärzte finde ich gruselig. Gerade in der Psychiatrie ist ein Teil der Behandlungskunst unsere eigene psychische Stabilität und wenn wir für diese nichts tun, können wir am Ende keinem Patienten helfen. Und so absolut merkwürdig es ist, ein Gespräch mit dem Blick auf die Uhrzeit zu beenden, in dem gerade eine Patientin zentrale und wichtige

Sorgen ihres psychischen Erlebens erörtert, und das auch nur, weil man selbst Mittagessen gehen möchte, so alternativlos ist es. Soll ich denn vor Mittagspause und Feierabend nur Patienten mit unwichtigen Problemen einbestellen? Das wäre die richtige Taktik, leider habe ich viel zu wenige solcher Patienten.

Zu diesen Gegebenheiten kommt auch noch die Realität der Kostenträger. Ich übe das Arztsein beruflich aus, lasse mir meine Arbeit also auch bezahlen. Die Kostenträger übernehmen die Kosten für häufige Termine nur auf besonderen Antrag. So ein Antrag ist aufwendig und Patient und Arzt sollten sich gut überlegen, ob es sich lohnt, diesen Antrag zu stellen. Wenn ich bei jedem Patienten einen solchen Antrag stellen würde, hätte ich noch viel weniger freie Termine, da ja die Antragstellung ungefähr zwei Stunden dauert. Dazu kommt, dass es bestimmte Regeln gibt, auch wenn mir diese teilweise unsinnig erscheinen. So übernehmen die Krankenkassen nicht die Kosten für die psychotherapeutische Behandlung von Patienten mit Schizophrenie, weil diese Krankheit irgendwann einmal als nicht mit Psychotherapie behandelbar eingestuft wurde. Es sind dies in der Regel schwer kranke Patienten, die sehr viel Zuwendung und Hilfe brauchen und die allein durch ihre Krankheit in eine existenzielle Lebenskrise geraten sind. Würde ich aber Psychotherapie für sie beantragen, müsste man diesen Antrag ablehnen. Nach dieser Logik wäre es besser, wenn ich die Patienten seltener sehe und in Kauf nehme, dass sie instabiler sind und häufiger eine Krankenhausbehandlung brauchen.

Die Logik der Kostenträger entspricht also nicht immer der medizinischen Realität, aber was soll ich machen? Niemand sonst bezahlt mir schließlich meine

Tätigkeit und auch wenn es dem Arzt in den Groschenheften egal wäre, so lege ich doch Wert darauf, mir meine Tätigkeit auch bezahlen zu lassen. Ich persönlich würde auch jedem davon abraten, zu einem Mediziner zu gehen, der sich nicht bezahlen lässt. Denn was ist dieser Mensch dann? Ein Arzt ist er nicht, denn Ärzte lassen sich für Behandlungen bezahlen. Ist er ein Freund? Warum geht es dann immer nur um die Probleme der anderen, beruhen denn Freundschaften nicht auf Wechselseitigkeit? Oder ist er einfach nur jemand, der gern in einer Praxis sitzt und einfach so mit Patienten spricht? Insbesondere in letzterem Fall würde ich mich nicht einmal von Pferden in diese Praxis ziehen lassen wollen.

Natürlich könnte ich mich über die Kassenrealität hinwegsetzen, einfach sagen: »Es ist mir egal! Ich behandele Patienten auch häufiger, als es die Kassen bezahlen, auch wenn die Kosten nicht übernommen werden.« Das wäre ein toller Monat, in dem ich mich sicher sehr gut fühlen würde. Aber danach würde mein Vermieter die Miete und meine Mitarbeiterinnen würden ihre Gehälter bekommen wollen, was mir die Gesamtbilanz dieses Monats erheblich verhageln würde.

Zur Realität gehört also, dass ich im Einzelfall immer auch an die zukünftigen Patienten denken muss, für deren Behandlung ich noch Energie brauche, und auf die Vielzahl potenzieller Patienten gesehen, muss ich zugunsten meiner schon vorhandenen Patienten damit leben können, dass viele von denen da draußen wohl nicht in meine Behandlung kommen werden. Da wir aber in einem reichen Land mit einem hervorragenden Gesundheitssystem leben, bin ich immer zuversichtlich, dass auch diese Patienten gute Hilfe erhalten werden.

Warum ich oft die Diagnose meiner Patienten nicht weiß

»Wir suchen einen Psychiater, der das mal so richtig diagnostizieren kann.«

Eigentlich sind Diagnosen sinnlos. Ich weiß, man sollte das als Arzt nicht sagen, am besten sollte man das noch nicht einmal denken, aber ich will gern erklären, was ich meine. Eine Diagnose ist der Versuch, die Symptome des individuellen Patienten in einen Zusammenhang mit den Symptomen möglichst vieler Patienten zu stellen, die vor ihm in ärztlicher Behandlung waren und deren Symptome, besser noch Kombinationen von Symptomen, also sogenannte Syndrome, denen des individuellen Patienten möglichst stark ähneln. Denn mehr als Ähnlichkeit gibt es nicht im menschlichen Leben. Zwei Patienten können niemals genau gleich sein und deswegen können sie auch niemals genau dieselbe Krankheit haben.

In gewisser Weise wäre es daher völlig gerechtfertigt, jedem Patienten sein persönliches Syndrom zu widmen. »Sie haben das Hartmut-Pfannenschmidt-Syndrom, Herr Pfannenschmidt.« Denn die Zuordnung des Leidens von Herrn Pfannenschmidt in so grobe Kategorien wie *Gicht* oder *Radiusfraktur* bedeutet immer das Ausblenden Tausender wichtiger Details in seiner persönlichen Lebens- und Leidensgeschichte. Wenn Sie mit Patienten sprechen, werden Sie das immer wieder erfahren. Der Patient ist weit mehr als seine Diagnose. Insofern sind Diagnosen sinnlos.

Auch hat der einzelne Patient von der Diagnosestellung nur selten einen direkten Vorteil. Wenn wir davon ausgehen, dass jede Person ihr individuelles Problem hat, dann gibt es keine Diagnosen. Denn Diagnosen sind nichts als Schubladen. Aber ohne solche Schubladen und die damit verbundenen Verallgemeinerungen und Vereinfachungen würden die Erforschung von Krankheiten und die Entwicklung von Therapien nicht funktionieren.

Wenn sich also in einer Welt vor den Diagnosen bei mir die Patientin Frau Liu vorstellte, würde ich lediglich versuchen, das Problem von Frau Liu zu verstehen. Das klingt schön und individuell, aber so würde ich womöglich übersehen, dass es bedeutsame Gemeinsamkeiten zwischen dem Problem von Frau Liu und dem von Frau Barrymore gibt, die sich in der Woche zuvor bei mir vorgestellt hatte. Hätte ich diese Gemeinsamkeiten aber erkannt und verstanden, was den beiden Patientinnen gut geholfen hat, dann könnte ich womöglich Frau Diaz schnell und effektiv helfen, die sich erst in der kommenden Woche mit ihrem Problem vorstellen wird, was natürlich einerseits ihr sehr persönliches Problem ist, mich aber als neugeborenem Diagnostiker sehr stark an die Gemeinsamkeiten zu den Problemen der Damen Lin und Barrymore denken lassen wird. Wir können dann Frau Diaz gleich die Hilfen zukommen lassen, die bei den vorherigen Patientinnen gut angeschlagen, und auf die Dinge verzichten, die den ersteren Patientinnen nicht gutgetan haben.

Diagnosen tragen also erheblich zu unserem Krankheitsverständnis bei, sie helfen uns, Therapien zu finden und falsche Ansätze verwerfen zu können. Und doch engen diese Schubladen natürlich auch unser Verständnis der Problematik der einzelnen Patientin ein. Wir können durch die Diagnose nur erkennen, was bei Frau Diaz genauso ist wie bei anderen Patientinnen mit der Diagnose. Aber was ausgerechnet bei ihr anders ist und welche zusätzlichen Ideen ihr Leben und ihre Geschichte für ihre therapeutische Behandlung bieten, gewissermaßen das

Frau-Diaz-hafte an ihrem Problem erklärt sich nicht durch die Diagnose.

So bieten Diagnosen riesige Vorteile. Durch das Ausblenden individueller Faktoren ist es möglich, Vorhersagen über den nächsten Patienten zu generieren, der mit erhöhten Harnsäurewerten oder einer Beweglichkeit im Unterarm in die Rettungsstelle kommt, wo bei den weitaus meisten Menschen kein Gelenk zu finden ist. Auf dieser Grundlage kann dann die Diagnose einer Gicht oder Radiusfraktur gestellt werden und dann wird es erst richtig gut. Da wir schon Tausende Patienten mit dieser Diagnose gesehen haben, wissen wir, wie wir ihnen helfen können. Wir müssen nicht erschrocken vor Herrn Pfannenschmidt hin und her gestikulieren und rufen: »Das Hartmut-Pfannenschmidt-Syndrom, oje, oje, so was habe ich ja noch nie gesehen!« Wenn das Medizin wäre, würden viele Menschen dann verständlicherweise nicht zu Ärzten gehen, sondern versuchen mit ein bisschen Fingerspitzengefühl und Sachverstand ihre Probleme selbst in den Griff zu bekommen. Stattdessen kann der Arm von Herrn Pfannenschmidt geschient und verbunden werden oder er erhält ein Medikament und einen Termin beim Ernährungsberater zur Behandlung der Gicht.

Insbesondere das Medikament gäbe es nicht, wenn wir nicht die Diagnose der *Gicht* definiert und eine klar benennbare Ursache dafür gefunden hätten. Denn so konnten wir mit einer Gruppe von Patienten, die nach diesen von uns gefundenen Gemeinsamkeiten an dem litt, was wir »Gicht« genannt haben, ausprobieren, ob das Medikament gegen diese Symptomatik wirksam ist, sogar ob es besser hilft als die bisherige Therapie mit

Löwenzahnextrakten, Meereszwiebeln und Rhabarber. Diese Gruppe von Patienten hatte übrigens keinen besonderen Vorteil von diesen Versuchen, aber zum Glück hatten Hunderte und Tausende Patienten nach ihnen das Glück, eine wissenschaftlich begründete Gichttherapie zu erhalten.

Warum dieser Ausflug in die Grundlagen medizinischer Diagnosestellung? Weil diese auch die Grundlage dafür sind, warum ich oft zu wenig Interesse an Diagnosen zeige. Am Anfang jeglicher psychiatrischer Diagnostik sollte natürlich der Ausschluss organischer Krankheiten stehen. Ich hoffe sehr, dass es mir wie in den bisherigen Jahren auch im weiteren Verlauf meiner ärztlichen Tätigkeit nicht passieren wird, dass ich monatelang einen Patienten wegen seines impulsiven Verhaltens psychotherapeutisch behandele, bei dem am Ende ein Tumor des Frontalhirns als Ursache für sein verändertes Verhalten festgestellt wird. Und natürlich muss ich als Psychiater vor und während jeder medikamentösen Therapie auch stets ein gewisses Risiko-Profil der Patienten erstellen, also bestimmte Blutwerte kontrollieren, ein Elektrokardiogramm, ein Elektroencephalogramm oder Bild des Gehirns einholen. Alles andere wäre fahrlässig.

Im Übrigen muss ich auch stets für den Kostenträger zu einer Diagnose kommen. Die Krankenversicherungen in Deutschland sind nicht bereit, mir ohne weitere Angabe von Gründen Geld für die Behandlung von Hartmut Pfannenschmidt zu zahlen. »Na, hören Sie mal«, könnte ich ins Telefon rufen, »Ihr Versicherter: Hart-mut Pfannen-schmidt, na?« Die müssten den doch kennen, denke ich. Die müssten doch wissen, dass er die Hilfe braucht, und einfach zahlen. Es würde nicht funktionieren.

Die Versicherungen wollen eine Diagnose von mir, und zwar möglichst eine, die durch mein Fachgebiet abgedeckt ist. Also bin ich im Wesentlichen einsichtig und halte es auch für zielführend, mir über die diagnostische Einordnung des vor mir sitzenden Patienten Gedanken zu machen. Insbesondere wenn es eine einfache, erprobte und zuverlässige Heilmethode für eine Diagnose gibt, sollte meine Ignoranz nicht zwischen dem Patienten und seiner raschen Therapie stehen.

Ich finde ernsthaft, dass in der psychiatrischen Forschung heute zu wenig Wert auf Diagnosestellungen gelegt wird. Überhaupt verschwindet die Diagnostik des Menschen durch den Menschen immer mehr aus dem medizinischen Alltag. Es gibt vermutlich in Deutschland keinen Herzpatienten mehr, dessen Krankheit allein durch ein gutes Stethoskop in zwei geschulten Ohren diagnostiziert worden wäre. Ohne EKG, Echokardiogramm, und noch einen Herzkatheter geht heute fast nichts. Was sich vielleicht einmal als Absicherung der klinischen Diagnosen entwickelt hat, ersetzt diese heute weitgehend. So verringert sich die Motivation, klinische Diagnosen zu stellen, dann verringert sich die Kunstfertigkeit, mit der sie gestellt werden, diese kann man dann auch in der Ausbildung nicht weitergeben und am Ende verschwindet dieser Teil der ärztlichen Kunst aus dem Katalog unseres Könnens.

In der forschenden Psychiatrie gibt es meiner (völlig unwichtigen) Meinung nach drei große Hemmnisse an der diagnostischen Weiterentwicklung. Es sind die drei typischen Probleme großer Systeme: »Das haben wir schon immer so gemacht. Das haben wir noch nie so gemacht. Da könnte ja jeder kommen.«

Erstens haben sich alle auf das derzeitige System diagnostischer Zuordnungen verständigt. Wenn man wissenschaftliche Arbeiten über psychiatrische Patienten veröffentlichen will, ist es natürlich hilfreich, nicht gleich die Grundlagen des Faches infrage zu stellen. Man könnte das theoretisch tun, würde aber sicher der eigenen Karriere keinen Gefallen tun. Und wenn man in der Position wäre, dieses System zu hinterfragen, ist man in der Regel schon so durch das System geprägt, dass eine gewisse Betriebsblindheit sicher zum Tragen kommt.

Zweitens ist es nahezu unmöglich, Gelder für das Hinterfragen diagnostischer Systeme zu bekommen. Ein wenig wäre das so, als würde man die Deutsche Forschungsgemeinschaft bitten, doch für zwei, drei Jahre ihr Gebäude zu verlassen, man würde da gern mal ein paar Erkundungen am Fundament anstellen. Wenn man an seinem Schreibtisch sitzt und es bequem hat, fällt es sicher schwer, einem solchen Antrag zuzustimmen. Auch von der Pharmaindustrie wird es kein Geld geben für das Hinterfragen der Diagnosen, auf denen der Absatz ihrer Produkte beruht. Die würde man bitten, Geld zu verborgen für potenzielle Abrissarbeiten an ihrem Gebäude. Das passiert nicht. Damit fallen alle wesentlichen Geldgeber aus und die übergroße Mehrzahl versammelt sich unter dem Banner des Stillstands.

Dabei gäbe es interessante Fragen an das derzeitige System der Diagnosen. Warum zum Beispiel können kategorisch unterschiedliche Diagnosegruppen wie Bipolare Störungen und Schizophrenien mit genau denselben Medikamenten behandelt werden? Wenn eine Krankheit auf einer körperlichen Veränderung beruht, die zu einem Syndrom führt, und die Therapie die Heilung der körperlichen Veränderung darstellt, müssten dann nicht zwei Krankheiten, die mit denselben Medikamenten behandelt werden können, als eine betrachtet werden? Und warum gab es vor nicht einmal hundert Jahren über hundert Formen von Schizophrenien und heute gibt es gerade noch vier, von denen drei ganz selten als Diagnose vergeben werden? Könnte das nicht der Grund dafür sein, warum zahlreiche Untersuchungen mit schizophrenen Patienten immer wieder so uneinheitliche Ergebnisse zeigen? Vielleicht werden zurzeit verschiedene Krankheiten gemeinsam und gleiche Krankheiten als unterschiedlich betrachtet, was die Möglichkeit der Entwicklung zielgerichteter Behandlungsmethoden natürlich nicht vereinfacht.

Wer sollte aber, drittens, solcherlei Fragen überhaupt stellen? Als nicht mehr wissenschaftlich tätiger Psychiater bin ich an diesen Prozessen nicht aktiv beteiligt. Ich könnte den alten Klassiker *Aufteilung der endogenen Psychosen und ihre differenzierte Ätiologie* von Karl Leonard aus meinem Bücherregal holen und einen meiner Patienten, der in der Klinik mit der üblichen *Paranoiden Schizophrenie* diagnostiziert und medikamentös eingestellt worden wäre, akribisch befragen. Dann würde ich womöglich durch zahllose Fragen und differenzialdiagnostische Erwägungen eine *Sprechbereit-parakinetische Katatonie* bei diesem Patienten diagnostizieren, was hätte ich davon? Noch viel wichtiger: Welchen Vorteil hätte der Patient davon? Er hätte im Gegenteil zahlreiche Nachteile, indem ich ihn zwar stundenlang befrage und weitere Untersuchungen veranlasse, ihm am Ende dieser Diagnostik aber nicht ein kleines bisschen besser helfen kann als vorher. Mit hoher Wahrscheinlichkeit würde ich ihm auch zur weiteren Einnahme seiner Medikamente raten.

Ich helfe dem Patienten mehr, wenn ich ihn zu seiner Medikation berate, diese vielleicht mit ihm gemeinsam im Hinblick auf seine persönliche Lebensführung optimiere und mich regelmäßig von seinem gesundheitlichen Zustand überzeuge. Vermutlich wird er im Lauf der Zeit auch zahlreiche ärztliche Bescheinigungen benötigen, damit er angemessen und gut versorgt werden kann und ihm der Zugang zu einem qualitativ guten Leben ermöglicht wird. Aber meine äußerst fundierte, die derzeit vorherrschende diagnostische Starre im Bereich der Schizophrenieforschung gewitzt hinterfragende Diagnose – davon hätte mein Patient nichts. Sobald er zu einem anderen Arzt kommt, würde diese wieder zurückgeändert werden, was dem Patienten ebenso wenig schaden wie nutzen würde.

So komme ich zurück zu meinem Ausgangspunkt, dass Diagnosen der einzelnen Patientin nicht immer viel nutzen. Es geht um die Therapie der Störung, um die Behandlung, darum, aus dem Handicap, das die Patienten und Patientinnen haben, keine Behinderung werden zu lassen. So gibt es auch eine Vielzahl von Diagnosen, die für die Patienten überhaupt nichts ändern würden. Es gibt natürlich eine Menge von Experten, die bei diesen Patienten durch umfangreiche Untersuchungen und meist nicht ganz billige Verfahren diese Diagnosen feststellen können. Meist sind diese Experten ein Beleg dafür, wie schwer es ist, Patientinnen mit diesen Schwierigkeiten zu helfen.

So finden sich zahllose Experten für Schulprobleme und die Zeit, die ein Kind in die Schule gehen muss, reicht nicht aus, um all diese Experten zu besuchen. Das Problem besteht häufig darin, dass es nach der Spezialdiagnose vom Spezialdiagnoseexperten nicht weitergeht. Gut, die Probleme beruhen nach Meinung dieser Koryphäe darauf, dass das Raumluftvolumen im Klassenraum für diesen Patienten zu gering ist. Es handelt sich hierbei um die (natürlich viel häufiger, als die meisten glauben, vorkommende) Problematik des Raumluft-Defizit-Syndroms (RDS). Aber was nun? Wie können wir dem Kind in seiner Situation helfen? Die meisten Schuldirektorinnen reagieren verständnislos auf den Wunsch von Eltern, ihre Schule umzubauen. Was hat das Kind davon, RDS zu haben? Diagnosen sind eben sinnlos.

So wird es vielleicht auch verständlich, warum mir die diagnostische Einordnung eines Problems immer schwerer fällt, je länger ich mit einem Patienten oder einer Patientin zusammenarbeite. Denn wenn mir die kategorische Einordnung, das Ausblenden der individuellen Aspekte ihres Problems anfänglich vielleicht noch recht gut gelingt, treten im Verlauf der Therapie immer mehr die Themen dieser einen Patientin und ihre individuellen Lösungsansätze in den Vordergrund.

Für meine Patienten wirkt es dagegen oft befremdlich, wenn ich nach Monaten von Therapie die Frage: »Was habe ich denn nun eigentlich?« nicht sofort beantworten kann. Aber bisher konnten wir das immer klären.

Tabulose Therapie

*»Vielleicht können Sie herausfinden,
wer schuld ist.«*

Eine der Klischeevorstellungen, die mir manchmal entgegengehalten werden, ist die, dass in einem psychotherapeutischen Gespräch alles erlaubt sei. Die Tabus und Regeln unserer täglichen Gespräche seien im psychotherapeutischen Kontakt doch aufgehoben. Genau die Dinge, die man im Alltag geheim zu halten, mindestens diskret zu behandeln versucht, gehören in ein psychotherapeutisches Gespräch und so entsteht der Eindruck, hier könnte alles erlaubt sein. Schließlich soll man ausführlich von seinen Sorgen berichten, frank und frei auch noch seine abwegigsten Gedanken offenbaren, über und von der eigenen Sexualität berichten. Viele denken, dass wir mit unseren Patienten vor allem über Sexualität sprechen, zumindest für meine Praxis kann ich das nicht bestätigen. In Wahrheit gelten so viele Regeln, die unbedingt einzuhalten sind, wie in wenigen anderen Gesprächssituationen. Ein Gespräch, in dem alles erlaubt ist, kann kein psychotherapeutisches sein.

Zunächst gibt es die Regel, dass es im psychotherapeutischen Gespräch nur um eine Person gehen darf: die Patientin oder den Patienten. Denn auch wenn es glücklicherweise in der Regel indirekt abgewickelt wird: Die eine der Personen im Raum bezahlt für das Gespräch und die andere lässt sich dafür bezahlen. Ich glaube, es ist zulässig, dass der Therapeut kurz »Aua!« ruft, wenn er während des Gesprächs zufällig von einem Stein getroffen wird, aber sonst sollte es nicht um die Bedürfnisse des Therapeuten gehen. Sollte der Stein übrigens vom Patienten geworfen worden sein, ist dies im Sinne der sehr einflussreichen Psychotherapieforscherin Marsha Linehan in der Behandlungshierarchisierung unbedingt zu beachten. Die Therapie sollte dann augenblicklich und ausschließlich darauf fokussieren, dass der Patient zukünftig keine Steine auf den Therapeuten wirft, weil das in der Regel als »therapiestörendes Verhalten« anzusehen ist.

Die Fokussierung auf die Behandlung der Probleme der Patienten klingt einfacher, als es manchmal ist. Denn es gibt Menschen, bei denen es Teil des Problems ist, dass sie zu sehr für andere Menschen da sein wollen. Diese Menschen sind es gewohnt, dass ihr Gegenüber ihnen im Verlauf eines Gesprächs seine Bedürfnisse mitteilt. Dieses Verhalten ist die Grundlage einer der schönsten menschlichen Eigenschaften, des Altruismus, auch Selbstlosigkeit genannt. Aber so schön es für andere ist, wenn jemand seine Bedürfnisse zugunsten seiner Mitmenschen oder gar der Gesellschaft zurückstellt, so wenig wünschenswert ist es im Wortsinne selbst-los zu sein. Wer zu lange selbst-los ist, wird früher oder später das Bedürfnis verspüren, sich wiederzufinden.

Darüber hinaus wäre es nicht besonders hilfreich, wenn der Therapeut, womöglich angeregt durch das selbstlose Verhalten der Patientin, so dringend über seine eigenen Bedürfnisse sprechen muss, dass es in der kurzen Zeit des therapeutischen Gesprächs nicht mehr um die Patientin und ihre Bedürfnisse geht. Der Therapeut kann zudem weder das Geld an die Patientin zurückgeben noch diese gar dafür bezahlen, dass sie ihm ihr verständnisvolles Ohr geliehen hat. Dieses Szenario wäre vor allem eines: unprofessionell.

Verboten sind außerdem Verbote. So müssen bei aller Lösungsorientierung auch die Probleme eine gewisse Wertschätzung erfahren. Sehr viele meiner Patientinnen und Patienten beschäftigen sich schon so lange mit ihren

Problemen, dass sie sich ein Leben ohne diese Probleme kaum noch vorstellen können. Wichtige Teile des Alltags haben sich bereits um die Probleme herum entwickelt. Diese Patienten können ausführlich und detailliert über ihre Sorgen und Nöte berichten, haben aber Schwierigkeiten, Lösungen zu finden. Denn solche Lösungen können Ängste verursachen. Wenn ich das Gefühl habe, mein Leben besteht im Wesentlichen aus Problemen und meinem Umgang damit, wie stehe ich dann da, wenn mein Problem gelöst ist? Was mache ich morgen, wenn heute mein Problem verschwindet? Manche Probleme entwickeln sich wie eine schlimme Partnerschaft, deren Nachteile man augenblicklich aufzählen, die man aber dennoch nicht auflösen kann.

Ein weiteres meiner Tabus ist es, dass ich versuche in therapeutischen Gesprächen das Wort »müssen« zu vermeiden. Meiner Meinung nach beginnen viele der schlimmsten Sätze mit »Sie müssen ...«. Das Wort erzeugt bei mir regelmäßig die sogenannte Reaktanz. Das heißt, wenn jemand einen Satz mit »Sie müssen...« zu mir sagt, höre ich aufmerksam zu, um dann das Gegenteil von dem zu tun, was diese Person sagen wird. Das denke ich, bevor mein Gegenüber seinen Satz überhaupt beendet hat. Immer muss ich dabei an einen meiner liebsten Titel eines Musikalbums überhaupt denken: »Whatever people say I am, that's what I am not«

Wenn ich das Wort *müssen* verwenden möchte, macht mich das darauf aufmerksam, dass es irgendwo einen Denkfehler gibt, den ich zunächst beheben sollte, bevor ich meinen Gedanken äußere. Denn außer zum Tod gibt es im menschlichen Leben praktisch immer eine Alternative. Wenn beispielsweise ein Patient fest davon überzeugt ist, dass er ein Verhalten fortsetzen muss und nichts daran ändern kann, dann sollte er versuchen, mit diesem Verhalten (und möglicherweise dessen Konsequenzen) zufriedener zu sein. Also »muss« niemand sein Verhalten ändern.

Abgesehen davon führt der Strang des »müssen«-Denkens in den Gefahrenbereich der Patientenpassivität, vor dem das Warnschild »Never work harder than the client« angebracht ist. Wenn der Therapeut versucht, lauter »Sie müssen«-Ratschläge zu geben, hat der Patient das ganz gegenteilige Glück, gar nichts mehr tun zu müssen. Stattdessen betrachtet er wohlwollend all die ultimativen »müssen«-Ratschläge seines Therapeuten, stimmt ihnen gnädig zu oder lehnt sie missmutig ab. Diese Haltung finde ich wenig hilfreich, weil es doch nicht um meine Meinung oder meine Lösung zu der besprochenen Thematik geht, sondern um die des Patienten.

Eine Unterkategorie von »müssen« ist für mich der Zeigefinger. Leider habe ich die unangenehme Gewohnheit, meinen rechten Zeigefinger in die Höhe zu recken oder gar damit auf den Patienten zu zeigen. Auch hier gehen bei mir mittlerweile an dieser Stelle die Warnlichter an. In der Regel entschuldige ich mich bei den Patienten für den Zeigefinger. Ich versuche es mir seit Jahren abzugewöhnen und mache möglicherweise Fortschritte.

Ebenso verboten sind in meinem Behandlungszimmer »die anderen«. Denn diesen anderen geht es immer gut, die anderen sind immer glücklicher, die anderen sehen besser aus, die anderen finden immer eine Lösung und haben das Rezept für den perfekten Hefezopf. Ich sage dann meist: »Ich habe schon so viele von den anderen kennengelernt, aber das, was Sie da sagen, habe ich noch bei keinem erlebt.« Die anderen sind leider oft nur eine Art zu sagen, dass man selbst nichts machen will.

Es gibt sogar noch die anderen anderen, nämlich die, denen es noch viel schlechter geht. Diese werden herangezogen, um die eigenen Probleme für vernachlässigbar zu erklären. Aber auch diese anderen helfen selten weiter. Ich denke jedes Mal an eine Reportage aus Bangladesch. Ein Mann zeigte den Reportern, dass er mit seiner Familie im Schlamm unter einer ärmlichen Stelzenhütte aus Holz wohnte. Bestürzenderweise zeigte er dies voller Stolz, da ihm und seiner Familie damit gewissermaßen der soziale Aufstieg geglückt erschien. Es geht in Deutschland praktisch allen Menschen deutlich besser als der Mehrheit der Menschen weltweit. Aber das ist kein gutes Argument, um sich nicht mit seinen persönlichen Problemen auseinanderzusetzen, und es hilft den Menschen in der Welt auch gar nicht.

Auch für mich ist es manchmal zunächst überraschend, was für große Probleme man trotz riesigen Reichtums und großer Schönheit haben kann. Aber bei kurzem Nachdenken ist das ja gerade kein Widerspruch. Es ist ein großes Glück, es sich einfach in einem alten Pullover gut gehen zu lassen. Diese Einstellung führt allerdings nicht zwingend zu äußerlich erkennbarem Reichtum oder Schönheit. Wer nach rein äußerlichen Zeichen von Anerkennung strebt, wird dabei häufig von einem inneren Gefühl von Leere getrieben.

Schon vorher führte ich aus, dass ich den Worten *alle*, *keiner*, *immer* und *nie* ein großes Misstrauen entgegenbringe. Diese Worte sind oft Ersatz für *die anderen*. Denn wenn einen *alle* anschauen, dann täuscht man sich entweder oder man leidet an Verfolgungswahn. Im menschlichen Leben, so sage ich dann immer, sind die Extremwerte der Statistiken ein Prozent und neunundneunzig Prozent, null und hundert gibt es praktisch nicht. Deswegen sollte man Sätze, die diese Worte enthalten, umgehend infrage stellen. Sie weisen oft auf ein interessantes Phänomen hin, sind aber deswegen nicht unbedingt wahr.

Aber wenn ich einen Wunsch frei hätte und ich dürfte ein Wort aus meinem Behandlungszimmer verbannen, dann wäre es das Wort *Schuld*. Die Konstruktion individueller Schuld ist in der Regel falsch, sie führt praktisch nie zu einer erhöhten Erkenntnis und mündet ihrer Logik nach in Passivität. Denn derjenige, der Schuld hat, soll sich aus der Situation entfernen, sühnen, in der Ecke stehen und sich schämen, was auch immer. Derjenige aber, der keine Schuld trägt, der nicht Schuld hat, ist fein heraus: Auch er kann die Situation verlassen, denn er hat ja keine Schuld. Aber beide übernehmen keine *Verantwortung* mehr für die Situation, die es doch eigentlich zu lösen gilt. Und schuld daran ist die Schuld.

Vor allem Mütter sind häufig von Schuldgefühlen geplagt und verfolgt. Schuld wegen ihrer falschen Ernährung in der Schwangerschaft, wegen Stress in der Geburtsphase, wegen falschen Toilettentrainings, wegen der Wahl der falschen Schule, wegen allem Möglichen. Lasst uns versuchen, die Schuld aus unserem Nachdenken über Probleme und Ärger zu verbannen! In dem Moment, wo wir uns von der kriminalistisch anmutenden und häufig ins Leere führenden Suche nach der Schuld verabschieden, fangen wir an, über Verantwortung nachzudenken.

Ein Freund von mir sagte einmal: »Die Schuldfrage ist immer geklärt« und ich wartete gespannt auf den zweiten Teil des Satzes. Aber er hat ja völlig recht: Die Schuldfrage ist immer geklärt und die Antwort lautet in aller Regel: »Nicht ich, sondern der andere.« Ich wünsche jedem, sich zugunsten von Verantwortung und Lösungen von den immer rückwärts gewandten Schulddiskussionen verabschieden zu können. Eine Patientin von mir schlug vor, im Eingangsbereich der Praxis einen Mülleimer für mütterliche Schuldgefühle aufzustellen, ich habe *mütterliche* gestrichen und ihren Rat ansonsten befolgt.

Es gibt also einige Tabus in psychotherapeutischen Gesprächen. Und im Übrigen ist es auch nicht so, dass ich alles erdulden muss, nur weil ich Psychiater bin. Tatsächlich setze ich mich gern mit den Problemen der menschlichen Psyche auseinander. Aber wenn jemand kommt und sagt: »Das müssen Sie aber abkönnen, schließlich sind Sie Psychiater«, dann sage ich »Nein«, versuche zu lächeln und mich bald von diesem Patienten zu verabschieden.

Experte

*»Wir waren schon bei dieser
anderen Ärztin, aber Sie kennen
sich bestimmt besser aus.«*

Ich fürchte, dass ich früher ein Experte war. Vermutlich unmittelbar nach, vielleicht sogar kurze Zeit vor dem Abschluss des Medizinstudiums hatte ich das Gefühl, mich richtig gut auszukennen. Operative Zugangswege zur Bauchspeicheldrüse, Einsatz von Zytostatika zur Behandlung von Hautkrankheiten, Differenzialdiagnostik der verschiedenen Demenzformen – ich wusste Bescheid.

Kommt heute ein Patient in der Hoffnung zu mir, einem Experten zu begegnen, dann denke ich: »Damals hätten wir uns treffen müssen. Mit 26 war ich noch Experte, ein großer Experte möglicherweise.« Als Anfang der 2000er-Jahre das Getränk Absinth eine Renaissance erlebte und ich einen Artikel dazu im *Deutschen Ärzteblatt* veröffentlichte, für den ich die vorhandene Literatur durchgesehen hatte, und einen Überblick über das vorhandene Wissen zum Thema zu geben versuchte, wurde ich im deutschen Fernsehen sogar einmal als »Absinth-Papst« bezeichnet. Doch trotz dieses deutschlandweiten Ruhms habe ich nie einen Patienten mit einer spezifischen Absinth-Problematik behandelt. Das war der Höhepunkt meiner Karriere als Experte, da war ich Anfang 30. Dann ging es bergab.

Nach knapp zwanzig Jahren in der Psychiatrie habe ich mein Expertenbewusstsein vollkommen verloren. Wo soll das noch enden?, frage ich mich manchmal angstvoll. Werde ich in noch mal zwanzig Jahren überhaupt keine Ahnung mehr haben? Immerhin würde ich dann endlich dem Psychiater aus dem Medizinerklischee entsprechen: »Internisten wissen alles und können nichts, Chirurgen wissen nichts und können alles und Psychiater wissen nichts und können nichts.« In Wirklichkeit habe ich in den vielen Jahren viele Psychiaterinnen getroffen, die sehr viel wissen und sehr viel können, ich kenne reihenweise Internisten, die einiges können, und Jens, ein befreundeter Chirurg, weiß sogar das eine oder andere.

Der Experte unterscheidet sich vom gewöhnlichen Fachmann durch sein überdurchschnittliches Fachwissen, seine Expertise. Aber wie auch der Begriff der *Akademie* ist auch der des Experten nicht geschützt. Darum bin ich stets vorsichtig bei jeder Art von Akademien, besonders solchen, an denen Experten tätig sind. Denn die Expertise ist nicht selten etwas, das der Experte selbst definiert.

Ein Kollege von mir – und nur er – kann beispielsweise eine bestimmte psychiatrische Krankheit aus dem EEG seiner Patienten ablesen. Er ist mit Sicherheit ein Experte. Für alle Nichtexperten von uns wäre es eine große Erleichterung, wenn wir diese Krankheit auch mit einer vergleichsweise simplen Methode wie einer EEG-Analyse feststellen könnten. Das würde uns viele Stunden Diagnostik sparen und namentlich wären die Patienten sehr zufrieden, wenn ihre Diagnose nicht nur als klinischer Befund, sondern zusätzlich auf der wissenschaftlichen Grundlage einer Untersuchungsmethode bestätigt werden könnte, die nicht einmal wehtut. Auf diesem Spezialgebiet wäre seine Diagnosemethode ein echter Durchbruch.

Leider kann dieser Experte wie so viele seiner Mitexperten sein Wissen nicht weitergeben. Denn allen anderen fehlt augenscheinlich das Experten-Gen, der geniale Funke, durch den das möglich ist, was anderen verwehrt bleibt. Ich habe das nie verstanden, weil ein EEG doch am Ende Striche auf Papier sind, die man letztendlich auch mit mathematischen Methoden auswerten können müsste, und man damit die ideale Ausgangslage für eine wissenschaftliche Überprüfung hätte. Aber ich bin ja auch Nichtexperte. Seine Methode wird wohl mit ihm gemeinsam in den Ruhestand gehen.

Ein anderes Problem der Experten besteht darin, dass sie nicht selten das zentrale Thema ihrer Expertise überall dort sehen, wo sie ihren Blick hinwenden. Wird zum Beispiel ein Patient von einer Station im Krankenhaus, auf der ein Experte für Schizophrenien tätig ist, verlegt auf eine Station, die ein Experte für bipolare Störungen leitet, kann es diesem Patienten passieren, dass er innerhalb weniger Minuten eine vollständig andere Diagnose bekommt. In bestimmten Sprechstunden wird eigentlich nur gefragt, ob man Patient oder Angehöriger ist. Gibt man sich als Patient zu erkennen, erhält man mit hoher Wahrscheinlichkeit bald die Diagnose zugewiesen, für die der Experte hier zuständig ist.

Experten haben auch zu den größten Problemen der Psychiatrie geführt. So erhielt der portugiesische Neurologe António Moniz 1949 den Nobelpreis für Medizin für die Entwicklung der Lobotomie, einer Technik, bei der die Verbindungen des Vorderhirns zum Rest des Gehirns durchtrennt werden. In der Wirklichkeit war das viel schlimmer, als es diese Beschreibung erahnen lässt. In der Folge entwickelten sich zahlreiche Experten für Lobotomie, am bekanntesten sicher der Amerikaner Walter Freeman, der mit seinem *Lobomobil* durchs Land reiste und bis zu seiner Pensionierung sicher 3600 schizophrene Patientinnen und Patienten, vielleicht auch mehr, lobotomierte. Er lobotomierte in Hörsälen und sogar im Fernsehen und lehnte die aufkommende Medikamententherapie psychiatrischer Störungen ab. Freeman war ein Experte, wie er im Buche steht. Seine Adepten schlugen in Büchern vor, die Gewalt in den Innenstädten durch Massenlobotomien einzudämmen.

Zu seiner Verteidigung und zur besseren Einordnung sei gesagt, dass Freeman tatsächlich zumindest anfangs motiviert war, die Lage der psychiatrischen Patientinnen zu verbessern, die in den 1930er-Jahren ohne Hoffnung auf Genesung in sogenannten Anstalten verwahrt wurden. Aber auch als pharmakologische Therapieoptionen für psychiatrische Patienten verfügbar wurden, war er nicht in der Lage, sein Tun den neuen Gegebenheiten anzupassen. Dabei sollte doch in der Medizin nicht der Experte recht behalten, sondern derjenige, der auf dem jeweils aktuellen Stand der Wissenschaft möglichst viel Leid vermindert und dabei möglichst wenig neues Leiden erzeugt.

In den letzten Jahrzehnten der Medizin und damit zu meiner Freude und Erleichterung sind der Patient und seine Sicht auf die Dinge erkennbarer in den Vordergrund getreten. Der Patient gibt seine Selbstbestimmung nicht mehr an der Tür des Krankenhauses oder der Arztpraxis ab, sondern er tritt in einen Dialog auf Augenhöhe. Der Patient akzeptiert den Arzt als Fachmann für die allgemeinen Aspekte der Symptomatik und die wissenschaftlichen Erkenntnisse, die von anderen Patienten mit einer vergleichbaren Symptomatik gewonnen werden konnten. Gleichzeitig akzeptiert der Arzt den Patienten als Experten für seine speziellen, nur ihn betreffenden Aspekte der Symptomatik und ihrer Behandlung. Ist der Patient beispielsweise im Schichtdienst tätig, stellt das besondere Herausforderungen an eine nach einem bestimmten Schema einzunehmende Medikation. Sind in seiner Familie bestimmte erbliche Belastungen bekannt? Hat der Patient bereits die Erfahrung gemacht, auf bestimmte Therapieformen besonders gut oder auf andere gar nicht anzusprechen? Wie weit ist er bereit, für die Verminderung seiner Symptomatik Einschränkungen in Kauf zu nehmen? Würde er alles tun, ins Krankenhaus gehen, auch starke Medikationen versuchen, um vielleicht doch noch eine Verbesserung zu erleben? Oder fühlt er sich ausreichend stabil und hat wenig Interesse an einer weiteren Runde erfolgloser Therapieversuche?

Die Einbeziehung unserer Patienten darf übrigens keinesfalls mit Feigheit, Unwissen oder Unsicherheit verwechselt werden, weder von den Patienten noch von uns Ärzten selbst. Wir sollten unser Fachwissen klar und verständlich einbringen, die aus wissenschaftlicher Sicht besten Handlungsoptionen benennen und den Patienten zu seinen medizinischen Alternativen fundiert beraten können. Und dann sollten wir gemeinsam gut damit leben können, dass es der Patient ist, der die letzte Entscheidung trägt. Ich persönlich finde das eine schöne Position, man ist so etwas wie der Anwalt der Gesundheit eines erwachsenen Patienten und kein schlecht gelaunter Grundschullehrer, der seinem minderjährigen Schüler Handlungsanweisungen zuraunzt.

Doch so wünschenswert eine gemeinsame Entscheidungsfindung ist, so wenig ist sie doch eine Entscheidung unter Gleichen, kann und soll sie nicht sein. Denn schließlich suchen die Patienten ja nicht irgendwelche Freunde auf, sondern hoch ausgebildete, staatlich examinierte Fachleute. Und weil das so ist, können Ärzte für ihren Rat und ihre Tat auch eine Entlohnung verlangen.

Es ist wahr, dass niemand die Krankheit des Patienten so gut kennen kann wie der Patient selbst. Nur er nimmt sie gänzlich wahr, sie bettet sich ein in seine spezielle Konstitution, in seine Lebenslage, seine Vorgeschichte. Die Aufgabe der Ärzte ist es, Gemeinsamkeiten zwischen der Krankheit des Patienten und den Krankheiten vieler Patienten vor ihm zu erkennen, also gerade das, was nicht individuell am Leiden des Patienten ist. So weiß man anhand des individuellen Leidens Tausender Herzinfarkt-Patienten heute, wie man dem nächsten Patienten mit dieser Krankheit besser helfen kann, und lernt aus seinem Fall für die kommenden Patienten.

Eine meiner Meinung nach falsche Art der Entscheidungsfindung stellen so bequeme Dinge wie mit Informationen vollgepropfte Beipackzettel und Aufklärungsinformationen dar. Hier werden einfach Fakten ohne Einordnung und Hintergrund auf den Rücken der Patienten abgeladen. Jede noch so seltene Nebenwirkung, die sich aus noch so aberwitzigen Zufällen ergeben haben mag, wird flugs auf diese Zettel gedruckt. Obwohl die überwiegende Mehrzahl der Ärzte selbst wohl nicht die Geduld hätte, sich diese Zettel durchzulesen, wird doch der Patient zum Durchlesen und Unterschreiben angehalten. Im juristischen Streitfall kann man ihm diese Unterschrift vor die Nase halten und ist auf der sicheren Seite. Doch sollte man den Wert dieser sogenannten Patientenaufklärung hinterfragen dürfen. Zum Teil werden den Patienten mehr als fünfzehnseitige Aufklärungsinformationen in die Hand gedrückt, Schmerz leidende Patienten sollen fachkundig chirurgischen Eingriffen zustimmen, die kein Nichtspezialist mehr erfassen kann, von Patienten, die möglicherweise vor Jahrzehnten die letzte größere Rechenaufgabe bearbeitet haben, wird ein Verständnis statistischer Modelle wie Inzidenz und Prävalenz erwartet.

Einer meiner klinischen Lehrer sagte dazu: »Früher waren die Patienten wie kleine Kinder, heute sind sie wie Teenager.« Ich glaube, ich stimme ihm heute mehr zu, als er das damals selbst meinte. Denn Prof. Anderson meinte diesen Satz wohl eher als Bonmot, aber er ist mir erinnerlich geblieben, denn die Betrachtung der Arzt-Patient-Beziehung als pubertäres Wechselspiel ist ergiebig: Der Patient fordert Autonomie auf der Suche nach Unabhängigkeit. Unterstützt werden die Patienten natürlich durch die extrem verbesserten Möglichkeiten zur fachlichen Selbstinformation durch das Internet. Doch bei diesem Aneignungsprozess unterlaufen den Patienten gelegentlich verständliche Fehler, bei denen ihnen ärztlicher Rat helfen kann, ohne dass man die Ergebnisse der eigenen Bemühungen der Patienten dabei herabwürdigen sollte.

Bei allem verständlichen Interesse an Mitbestimmung und Eigenverantwortung bleibt die Notwendigkeit eines Rests von Vertrauen essenziell. Man kann den besten Chirurgen und den besten Anästhesisten der Stadt ausfindig machen, man kann mit ihnen vertraglich die vorgesehene Operationstechnik vereinbaren, man kann eine Patientenverfügung beim Notar hinterlegen und die Angehörigen instruieren (wobei immer häufiger Anwälte zu den nächsten Angehörigen zu werden scheinen), am Ende liegt man unter Narkose im Operationssaal unter dem Messer des Operateurs und wenn man ihm nicht vertrauen kann, dann wäre das furchtbar.

Leider verhalten sich auch manche Ärzte wie Eltern pubertierender Kinder. Dabei verlangt die Neuorganisation im Miteinander zwischen Arzt und Patient viel Feingefühl und Abstimmung. Aber eine Einbeziehung des Patienten in therapeutische Angelegenheiten ist ein schwerer Schlag gegen das Expertenhafte an sich. Ein Experte, so wie ich es nicht sein will, weiß die Dinge schließlich nicht nur besser als seine nicht expertenhaften sogenannten Kollegen, sondern sowieso besser als seine Patienten. Als Reaktion ziehen sich manche von ihrer Position der Allwissenheit und Allverantwortung zurück und positionieren sich stattdessen lieber stärker als Gesundheitsdienstleister. Während Tausende Landarztpraxen leer stehen, tummeln sich in den Städten Praxen, deren wesentliches Ziel die Einkommensmaximierung des Praxisinhabers zu sein scheint.

Es ist zwar ein Fehler, aber leider kein Irrtum, Medizin marktwirtschaftlich zu organisieren. Das soll heißen, es ist machbar, aber aus einer volkswirtschaftlichen Perspektive falsch. Man kann Anreize dafür schaffen, dass Ärztinnen und Ärzte sich vor allem marktwirtschaftlich verhalten. Dann werden Praxen und Kliniken entstehen, deren regulierendes Prinzip ausschließlich der Markt ist. In einem solchen System kann man keinen Arzt dazu bringen, eine diabeteskranke Rentnerin in Vorpommern zu behandeln, wenn er durch die ebenso ganztägige wie medizinisch nicht notwendige Verabreichung von Botox an gesunde Akademikerinnen um ein Mehrfaches erfolgreicher *am Markt agiert.*

Das Land aber benötigt die von ihm ausgebildeten Ärztinnen und Ärzte doch eigentlich viel dringender zur Behandlung kranker Menschen. Um dies flächendeckend zu organisieren, ist ein wettbewerbsorientiertes Gesundheitssystem nicht sinnvoll, denn die Wettbewerbsorientierung wird immer dazu führen, weniger rentable Teile abzuwickeln, möglichst viel zu zentralisieren und sich vor allem auf lukrative Prozeduren zu konzentrieren. Die dadurch entstehenden Strukturen sind profitabel, aber deutlich weniger geeignet, die Gesundheit der Mehrheit zu schützen, wenn beispielsweise eine Pandemie auf das Land trifft.

Bisher ist es gut gegangen, aber mit einem einfachen Trick: Die Gewinne wurden privatisiert, die Verluste verstaatlicht. Denn es ist natürlich undenkbar, dass ein Krankenhaus durch den aus einem gesundheitlichen Katastrophenfall resultierenden wirtschaftlichen Schaden schließen muss. Ich würde mich sehr für eine gründliche Berechnung interessieren, die seriös alle staatlichen Ersparnisse gegen alle staatlichen Subventionen aufrechnet, die sich aus der Privatisierung des Gesundheitswesens ergeben haben.

Am Anfang meiner fachärztlichen Ausbildung in der Uniklinik freute ich mich, von Patienten und ihren Eltern wegen *unserer* Expertise aufgesucht zu werden. Vielleicht war ich selbst noch kein Experte für das vorliegende Problem, aber *wir* und damit auch ein kleiner Teil von mir waren doch Experten, eine Meinung, die mein damaliger Chefarzt nur allzu gern bestätigte.

Übrigens berührt das auch die interessante Frage, ob ich selbst lieber von mir als jungem Mann oder heute (alter Mann) behandelt werden würde. Niemand von uns möchte von einem blutjungen Arzt ohne jede Erfahrung an seinem ersten Arbeitstag behandelt werden, aber ebenso wenig möchten wir von einem steinalten Kollegen behandelt werden, der schon vor einigen Jahren hätte pensioniert werden müssen und den sicher nur noch wenige Wochen von der offiziellen Verkündung seiner Demenzdiagnose trennen. Wir alle wünschen uns die dynamische Ärztin mit einigen Jahren Berufserfahrung und viel geistiger Flexibilität, belastbar, erfolgreich, überraschend jung, überraschend erfahren.

Ich denke, dass wir mit etwas Glück häufig die gute Mischung bekommen: Als Berufsanfänger war ich bereit, in jeden Fall überdurchschnittlich viel Energie und Interesse zu investieren, ich schlug die aktuellen Veröffentlichungen – und damit meine ich: nicht älter als zwölf Monate – zum Fall nach, ich las die zwei wichtigsten Standardbücher und konsultierte meine Oberärztin und meinen Chefarzt. So konnte ich schon damals viele Patientinnen und Patienten gut behandeln. Heute investiere ich weniger Energie in den Einzelfall, dafür bin ich bemüht, meine guten Erfahrungen aus vorherigen Fällen einfließen zu lassen und schlechte Erfahrungen nicht zu wiederholen. Ich kann die Autonomie der Patienten besser akzeptieren und darum auch mit ihren Entscheidungen umgehen. Ich hoffe sehr, dass meine Erfahrung unter dem Strich mindestens das kompensiert, was mir heute an überschüssiger Energie fehlt. Denn so, wie ich damals gearbeitet habe, würde ich das heute nicht mehr durchhalten.

Meine damaligen Erfahrungen sind auch der Grund, warum ich heute zusammenzucke, wenn ich von Patienten als Experte bezeichnet werde. Denn die meisten Patienten berufen sich dabei auf Vorerfahrungen mit Ärzten, die ihnen nicht weiterhelfen konnten, was sie nun zum vermeintlichen Experten geführt hat. Ihre Bezeichnung von mir als *Experten* ist nicht selten eine verdeckte Erpressung. Der vorherige Arzt hat nicht geliefert, sie wollen nun, dass ich liefere. Da es unüblich ist, einen Arzt aufzusuchen und ihm Vorschriften über seine Berufsausübung zu machen, bezeichnet man ihn einfach als Experten und erzählt ihm, was all die Nichtexperten vor ihm so falsch gemacht haben. Die Berichte über diese Exärzte ähneln dabei Berichten über den Expartner. Negative Erlebnisse werden überbetont, positive Erfahrungen nur verkürzt, wenn überhaupt dargestellt. Hört man diesen Berichten zu, fragt man sich oft, warum diese Patienten diesem offensichtlichen Scheusal von einem Arzt über so viele Jahre ihr Vertrauen schenkten.

Früher freute ich mich wie gesagt oft, dass die schwierige, unglückliche Reise der Patienten bei mir, dem großen Experten, so ein glückliches Ende gefunden hatte. Schließlich war ich problemlos in der Lage, professionell und fachkundig mit der Symptomatik umzugehen. Ich kannte die neuesten Therapien und bewegte mich sicher auf dem Fundament neuester wissenschaftlicher Erkenntnisse. Und der Arztbericht des Exarztes las sich merkwürdig und unzusammenhängend. Ich würde übernehmen und alles gutmachen.

Ich frage mich, ob es beim zehnten oder vielleicht doch erst beim fünfzigsten derartigen Fall war, dass mir die Gemeinsamkeiten auffielen. Nachdem sich die Zusammenarbeit gut und optimistisch angelassen hatte, kam es immer an einen entscheidenden Punkt, an dem die Patienten oder ihre Eltern nicht willens oder in der Lage waren, weiter sinnvoll zu kooperieren. Sie wollten, dass sich etwas verändert, ohne dass sie etwas verändern, sie wollten Medikamente ohne Nebenwirkungen oder noch lieber nur die medikamentöse Wirkung ohne die Einnahme eines Medikamentes – kurz, sie wollten irgendetwas Unmögliches. Wenn ich ihnen nun dieses Problem darstellte, zeigten sie sich enttäuscht von meinem, von unserem geringen fachlichen Können. Gerade von einer Universitätsklinik hatten sie sich doch mehr erhofft. Dann müssten sie sich eben wieder auf die Suche nach einem, diesmal hoffentlich wahren, Experten begeben.

Las ich jetzt den Brief meines Vorgängers, erschien mir dessen Bericht viel zusammenhängender als zu Beginn und ich ahnte, dass auch ich in den Kreis der Nichtexperten geraten war. Heute finde ich das einen schönen Zustand und ich habe keinerlei Lust oder Veranlagung mehr, mich zu einem Experten zurückzuentwickeln.

Mir selbst fällt es oft schwer, mich zu ertragen. Darum danke ich den Menschen, die dies offenbar freiwillig tun und mir besonders zur Seite stehen, für das Entstehen dieses Buches, vor allem meiner Familie und meinen Patientinnen und Patienten. Denen, die mich gelegentlich unfreiwillig ertragen müssen oder eben nicht ertragen, gilt mein tiefes Mitgefühl.

Wie verreist man, wenn man nicht darf?

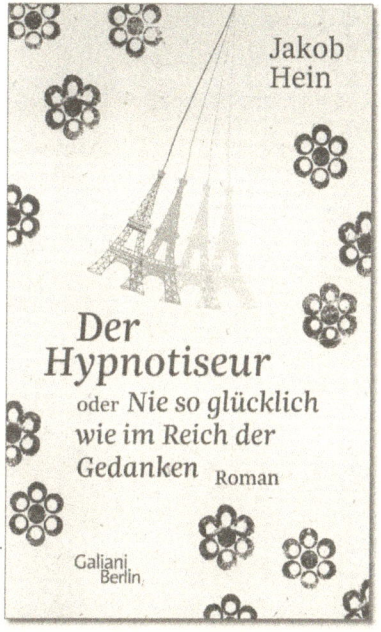

Ein Dorf, irgendwo im unteren Odertal. Jeder kennt jeden, man fühlt sich am Rand des Landes und ein wenig auch am Rand der sozialistischen Gesellschaft. Doch die schillerndsten Gerüchte bringen Unruhe: Eine Sekte sei am Entstehen. Vom Bauernhaus aus würden Westreisen organisiert. Tatsächlich hat Micha eine Gabe: Er kann Menschen hypnotisieren und ihnen so ihren Traum von Frankreich oder Kalifornien erfüllen. Doch sein Unternehmen für Reisen im Kopf, das sogar der LPG-Vorsitzende aufsucht, wird von der Stasi argwöhnisch beäugt ...

www.galiani.de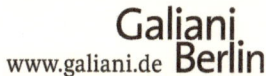

Weitere Titel von Jakob Hein bei Kiepenheuer&Witsch

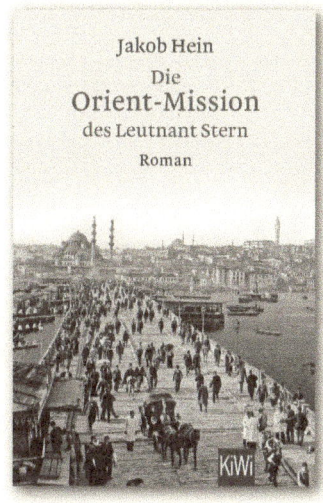
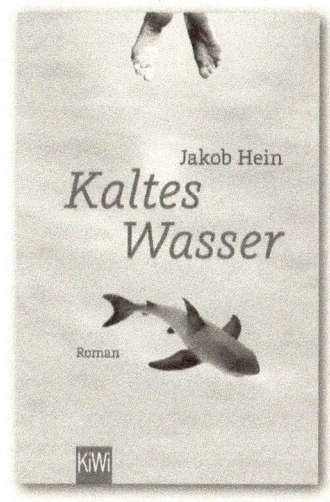
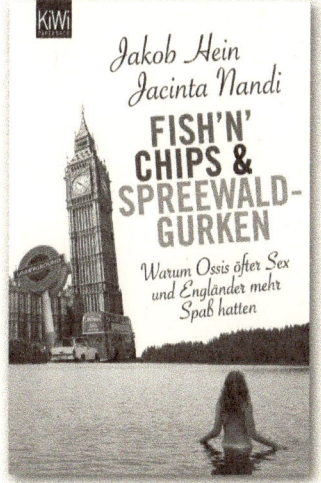
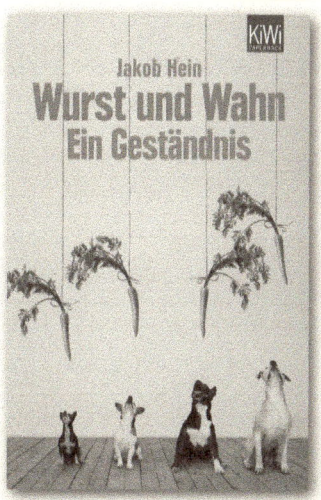

Leseproben und mehr unter www.kiwi-verlag.de